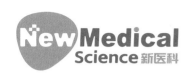

健康与医学问题的思考

REFLECTION ON HEALTH AND MEDICAL ISSUES

宋争放　编著

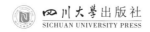

四川大学出版社
SICHUAN UNIVERSITY PRESS

图书在版编目（CIP）数据

健康与医学问题的思考 / 宋争放编著 . — 成都 ：
四川大学出版社，2024.4
（新医科丛书 / 张伟总主编）
ISBN 978-7-5690-6880-1

Ⅰ . ①健… Ⅱ . ①宋… Ⅲ . ①医学—研究 Ⅳ . ① R

中国国家版本馆 CIP 数据核字（2024）第 088451 号

书　　　名：健康与医学问题的思考
　　　　　　Jiankang yu Yixue Wenti de Sikao
编　　　著：宋争放
丛 书 名：新医科丛书
丛书主编：张　伟

出 版 人：侯宏虹
总 策 划：张宏辉
丛书策划：侯宏虹　张宏辉
选题策划：胡晓燕　张　澄
责任编辑：胡晓燕
责任校对：张　澄
装帧设计：叶　茂
责任印制：王　炜

出版发行：四川大学出版社有限责任公司
　　　　　地址：成都市一环路南一段 24 号（610065）
　　　　　电话：（028）85408311（发行部）、85400276（总编室）
　　　　　电子邮箱：scupress@vip.163.com
　　　　　网址：https://press.scu.edu.cn
印前制作：四川胜翔数码印务设计有限公司
印刷装订：四川省平轩印务有限公司

成品尺寸：170 mm×240 mm
印　　张：8.5
插　　页：1
字　　数：152 千字
版　　次：2024 年 6 月 第 1 版
印　　次：2024 年 6 月 第 1 次印刷
定　　价：58.00 元

本社图书如有印装质量问题，请联系发行部调换

扫码获取数字资源

四川大学出版社
微信公众号

自　序

　　两千多年前我国伟大的思想家、政治家、教育家孔子曰：学而不思则罔，思而不学则殆。此语道出了学习与思考的重要性及相互的辩证关系，值得我们反复品味、体会。四百多年前法国著名哲学家、数学家、物理学家笛卡尔也提出了一道十分重要的哲学命题——我思故我在。这里的"思"比单纯字面上的理解复杂一些，当怀疑一切事物存在时，却不用怀疑本身的思想，因为这时唯一可以确定的事就是自己思想的存在。在笛卡尔看来，人类应该可以使用数学的方法也就是理性的方式来进行哲学思考。无论是孔子还是笛卡尔，或世上其他的思想家、哲学家、科学家，他们都可谓最积极、活跃的思考者。联想今天的我们，尽享前人文明的硕硕成果，不能不说是思考的受益者。自然，作为人类文明的接棒者，我们必然亦应积极、活跃地思考，以推进人类社会各方面的赓续进步。

　　如同本书中临床问题管理章节所谈到的，提出好的临床问题须具备基本的条件，思考的基础必须建立在良好的学习和知识储备、信念、目标，以及方法及路径等基础上。不过，条件是相对的，思考并非皆高深和复杂。只要我们会思考、善思考，往往就能做到常思常进。思考是打开哲学的钥匙，哲学即是有智慧思考的生活和劳作。当思考和哲学连接起来，我们的生活和劳作都将发生重要变化，都将变得高级起来。

　　学会用哲学（原理）思考即哲学思维，是思考的新境界、新高度。已知，哲学的产生代表人类真正的突破，我们人能够超出自己的动物性，整体上把握自己，把握这个世界乃至走向宇宙，这是人类伟大的、了不起的成就。哲学思维为我们人类所独有，是人类两大基本的思维之一，是引导人类走向远方的先进思维。哲学的飞跃和突破，较大程度上源于哲学思维本身，这样的思维包括超越自我的思维、辩证的思维、反思和批判的思维、追问的思维，以及重视实践的思维等。所谓"学、问、思、辨、行"，即是倡导将学、思、行三者有机结合起来，再加上审验或评价，形成一个循环。在如此不断的循环过程中，我们的认识会得到升华。明代王阳明先生的"知行合一"便为认识论做了精辟的注脚。"知者行之始，行者知之成"，知和行之间既是因果关系，也相辅而成。王阳明先生进而将"知行合一"与"心即理"结合，构架成值得推尚的"致良知"学说，将知识与道德合一，发展成以德性统摄知识的思想体系，这无疑是一种新的境界。

本书呈现的即为笔者经历、见闻并感悟到的关于健康与医学相关问题的思考，并结合哲学思维进行的考量、阐释。在书中述及的有关健康与医学的问题中，无论是从医学、健康还是从哲学的角度看，所述问题在当下多少具有值得探讨的意义。尤其值得关注的是文中经由观察、经验和理性分析得来的一些新理念、新观点，如平衡健康、人体能量守恒、临床流行病学与循证医学促进医学改革与发展、以认识论促进循证医学不断发展、新型冠状病毒感染疫情防控实践中的新认知等。针对文中所述及的新理念、新观点，笔者期待与读者、同行们进一步开展深入讨论，共同交流与提高。另外，笔者从医学的起源、发展历程及变迁的角度，在不断深化对医学和医生职业认识的基础上，以四十多年的经验总结撰写了"医生的信条"，或曰"四项修炼"一文。"医生的信条"面向所有人，不管你是否从医，或许都有可借鉴之处，虽然"信条"并非全面、深刻、完善。总之，笔者所期是通过本书发挥一点正能量作用，对医学和健康事业的发展有一点助益。

知之者不如好之者，好之者不如乐之者。笔者认为，积极营造乐于学习、善于思考、长于实践的良好风气和行为习惯，应是我们每个人不断努力和孜孜追求的美好事情。搭建不断进步、完善的学习、思考型社会，应是我们共同的愿望和努力的目标。有效结合己之所长，结合所奋斗的事业，勤奋地学习、思考和实践，必将在传承、创新上有所突破和发展。

2023 年 6 月 19 日

目 录

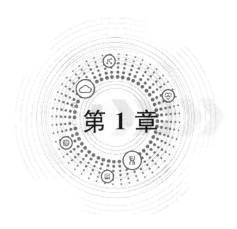

第1章

医学、哲学及平衡

1.1　医学与哲学

　　哲学史，简略地说就是人类认识发展的历史。这一历史具有大量自我认识的内涵与经验教训。有人认为，这样的认识仅是一个侧面，而不是哲学史的全部。不过，通观列宁所写的《哲学笔记》及其中心思想，这是考察了整个哲学史的系统发展历史，考察了人类认识的知识领域后得出的一个科学结论。人类自我认识的历史就是人类文明的发展史。在人类认识的早期，人们把自己的意识投向外界，思考世界的本原是什么的问题，这就是古代的本体论哲学；近代以后，哲学研究的对象转向主体自身，研究人自身的内在世界的问题，这就是近代的认识论哲学；20世纪中叶以后，哲学的眼光开始转向主体与客体的中间环节语言，这就是当代西方的语言哲学。在语言学和语言哲学的研究过程中，语言学家和语言哲学家们发现，语言是心智的反映，而心智又是大脑的功能，他们中的很多人都从语言的研究走向了心智和认知的研究。乔姆斯基说，语言是"心灵之镜"。塞尔说，语言是人类心智的基本功能。故而在20世纪

70 年代中期以后，哲学的研究对象自然就转向人类自身的心智。塞尔认为，在认知科学中最重要的发展是认知科学家从认知科学的计算模型转向认知神经科学的连接模型。这说明大脑作为认知的基础，已经取代数字计算机作为认知的基础。将神经生物学的大脑看作人类认知的基础，这是一个非常重要的转变。

哲学有严密逻辑系统的宇宙观，它研究宇宙的性质、宇宙内万事万物演化的总规律、人在宇宙中的位置等一些基本的问题。"哲学"一词最早出自希腊文的"φιλοσοφία"（philosophia），意为"爱智慧"。哲学属于社会意识形态之一，是关于世界观的学说，也是自然知识和社会知识的概括和总结。古希腊时期的自然派哲学家被认为是西方最早的哲学家。不管他们认识世界的方式是否正确，他们的想法之所以有别于迷信，在于这些哲学家是以理性辅佐证据的方式归纳出自然界的道理。苏格拉底、柏拉图与亚里士多德奠定了哲学的讨论范畴，他们提出了有关形而上学、知识论与伦理学的问题。某些现代哲学家认为，直到今日的哲学理论依旧只是在为他们三人做注脚而已，仍离不开他们所提出的问题。换言之，即使数千年后，我们依旧在试着回答他们所提出的问题，这也代表着我们依然为这些问题或由这些问题所延伸的更多问题而感到困惑。

1874 年，日本启蒙家西周在《百一新论》中首先用汉文"哲学"来翻译英文中的"philosophy"一词。一种说法是 1896 年前后康有为等将日本的译称介绍到中国，后渐渐通行。还有一种说法是"哲学"一词是由黄遵宪转介到中国的。逐渐地，人们领会到哲学是指导人们生活的艺术和智慧，是对于人生道路的系统反思，是美好的、有意义的生活的向导，是人们不断行进的生活道路，是爱智慧以及对智慧的不懈追求……

医学哲学是关于医学领域普遍现象的一般本质和一般规律的哲学学科。医学哲学将人类健康作为其理论体系的逻辑起点，既是医学最高层次的理论学科，又是哲学交叉于医学的分支学科。医学与哲学有着难解难分的关系，这种关系可以追溯至医学的起源，并贯穿医学发展的整个历史进程。医学哲学无从考证诞生的时间，对疾病、健康、生命的认知乃至哲学性质的探究，开始于先古。医学本来就源于哲学，或者说，医学本来就是医学哲学。医学哲学的思想渊源悠久，古代医家就十分重视医学问题的哲学探究。我国的《黄帝内经》是世界上极早极杰出的医学哲学论著，西方的希波克拉底和盖伦也是医学哲学研究的早期代表。而现代医学哲学作为一门独立学科，其孕育和形成于 20 世纪，特别是第二次世界大战之后，相关研究者逐步研究并形成了哲学的专门概念、观点、理论，并建立起相对独立的理论体系。

哲学与医学的关系不能简单而笼统地解释为一般与特殊、指导与基础的关系。这两大学科的统一性，体现在它们都是站在关怀现实人生的根本立场，确立和体现学科的重要价值。医学和哲学都对人的有限性开出处方，医学更多的是在生命科学层面，运用技术手段，力求改变人的有限性存在，力求最大化地延长人的生命过程，提高人的生命质量。如果说医学所面对和解决的人的有限性问题是自然肉体上的，哲学则是在精神上对人的有限性即生与死的关系给出解决方案。医学与哲学正是在这样的意义上融为一体，为了认识和解决人类生命有限性的问题而构成一个新的学科。

哲学对于当代医学愈发重要，当代生命科学与技术手段面临许多社会、伦理、法律、经济方面的问题，这些问题超出了技术手段自身能够解决的范畴。比如，分子生物学与传统生命观的关系，胚胎是否为生命，人的生命可否被复制，生命可否人工制造，这些都是医学哲学课题，必须运用医学哲学思维才能回答。当前，临床医学也面临大量的哲学问题，需要医学哲学来研究和解决。日本顺天堂大学医学部病理学、肿瘤学教授樋野兴夫从 2008 年 1 月开始在顺天堂医院开设"癌症哲学门诊"。第二年成立 NPO 法人"癌症哲学门诊"，亲任理事长。请注意这里使用的"癌症哲学门诊"这一全新概念，不是临床医生的诊疗行为，而是病理学者与患者、与家属对话沟通的姿态。

作为一门学科或者一个研究领域，医学哲学在我国的发展已持续近半个世纪。从学科发展来看，目前已经从最初的概念梳理、一般问题罗列、原则性阐释，演进到从医学具体问题出发的研究阶段。当代生命科学与技术的迅猛发展，带来了前所未有的、需要进行哲学思考的种种问题，尤其是医学道德问题、生命伦理问题、医学科学与技术的哲学问题以及常规临床医疗问题等，还有这些问题衍生出的诸如医患关系问题、医药卫生体制及其改革问题、医疗卫生政策问题等，均成为医学哲学必须做出哲学解释和给出哲学判断的问题。而要思考和研究这些问题，需要深入医学具体问题的内部，才能够对问题给出方法上的、解决问题路径上的、思维方式上的、判断标准上的答案。近年来，我国医学哲学研究比较活跃，除了专业医学哲学人员进行的讨论和研究，大量医务人员和生物医学研究者也加入其中，并适时对相关前沿问题进行讨论，学术影响力很大。我国医学哲学研究的特点是结合医学发展中出现的新课题，适时地进行哲学诘问，提出哲学思考。在国际医学哲学研究领域，我国学者正积极开展合作研究，贡献中国智慧，发出中国声音，以获得国际同行的高度认可。

当前，我国医学哲学研究的发展还面临一些亟待解决的问题。医学哲学的观念和思想尚未转化为广大医务人员的自觉意识和行为方式，站在哲学的立场和高度上自觉地思考、看待和解决医学问题，无论是从医学教育层面还是从临床实践层面，都任重道远。从一定程度而言，我国的医学哲学研究还有待进一步深入和扩展。中国传统文化中有许多宝贵的医学哲学资源，如何将这些资源发掘出来，并实现传统与现代的对接，帮助我们理解现今生命领域、医学领域中的一些问题，值得思考。未来要实现医学哲学研究的进一步发展，首先要将医学哲学纳入医学教育课程和教学体系，培养学生运用哲学思维方式认识和解决医学问题的能力；其次是在学科分类上，将医学哲学纳入医学或者哲学学科的特定学科层级或类别，做到医学与哲学的有机结合；再次，对于医学哲学的研究要在关注传统医学问题的同时，关注医学科学和技术发展提出的新问题，特别是对涉及人类健康与生命质量、生命形态等可能产生重大和深刻影响的技术，要做出哲学的判断和给出道德哲学的认识；此外，要就医学的具体问题开展医学专家与哲学学者的对话，倡导医学与哲学工作者的深层交流。郎景和院士在谈到哲学与医学的关系时认为，医学是科学、哲学与宗教的结合。生命死亡及生命表达既是生物学的，也是科学的、哲学的，甚至是宗教的。医学应该从终极关怀这个角度去了解一种病，了解一个病人，从这个层面上去体现一个人善良的本质。

著名哲学家冯友兰说过，人不一定是宗教的，但是他一定是哲学的。医学是可以把科学、宗教和哲学调和起来的综合事业。古代有很多哲学家，包括苏格拉底、柏拉图、亚里士多德等，他们的很多问题都是让我们思考医学的来源。包括最早的巫术，以及希波克拉底誓言。其中，希波克拉底曾说过一句话，药治不好的要用铁，铁治不好的要用火。这实际是一种哲学的力量，大自然就是医生，大自然会自己找到办法。

一百多年前威廉·奥斯勒指出的医学实践的弊端——历史洞察的贫乏，科学与人文的断裂，技术进步与人道主义的疏离——至今依然困惑着现代医学及医疗的发展与改变。这同时也给我们带来了更多的思考，比如科学技术的"去人性化"，临床医生心智的"板结"和"沙漠化"，我们可能蜕变成匠人和控制仪器及操作数字报告的纯科学家。这对医生来说可能都是危险的事情。

优秀的医生想要做到科学与人文交融，就要做到拥有完备的知识基础、优秀的思维品质、有效的工作方法、和谐的相互关系、健康的身心状态。医生想要有很好的人文修养，就要正确看待自己，正确处理与病人的关系，医生的品格、作风，不仅体现在技术能力上，还体现在人格魅力上。所以，建议医生应该去学点文学，学点艺术，尤其是学点哲学充实自己、丰满自己。对"真、善、美"的执着追求是对医生职业的最好诠释。

我国医学哲学研究还有待深入，在中国传统文化当中有许多宝贵的医学哲学资源尚未被发掘。

1.2 平衡

平衡哲学与哲学的平衡有密切的相关性，只是平衡哲学高于哲学的平衡。分析哲学以哲学各种重要的哲学问题为先导，注重使用逻辑等形式化方法，注重对人类知识和信念体系中各种命题和概念的意义进行分析和准确使用，包括注重哲学论证的严谨性，试图寻找语言、思想与存在之间的稳固而平衡的关系。分析哲学的研究覆盖形而上学、认识论和方法论，其典型的研究领域包括科学哲学、语言哲学、心灵哲学、数学哲学、逻辑哲学、伦理学（尤其是元伦理学）等。

平衡之道即天之道，天之道即平衡之道。平衡之道嵌于宇宙万物、天地造化、人间万态之中，它生于天地万物之先，超越时空，无处不在，无时不有，无所不包，表现在一切事物之中。平衡是宇宙万物的本源和本质，也是宇宙万物运行的法则。天道自衡的思想和方法对人类生存具有重要意义，我国先秦诸子百家说法各不相同，但各大家思想有一个共同点，那就是"平衡"，各家都从不同角度表达和运用了平衡规律。中国传统文化经典《周易》中就包含很多平衡思想，如阴阳相互转化等。道家之"道"是宇宙万物的本源和平衡法则，老子研究的"道"是"天—人"平衡；儒家的中庸思想体现人类社会的平衡，孔子的"仁"、孟子的"义"、荀子的"礼"，后来程朱的"理"等，都是"人—人"的平衡；墨家的"兼爱非攻"思想体现了不同利益主体之间"义—利"的平衡；法家"以刑去刑"的思想体现系统内部统治者与被统治者"刑—行"的平衡；名家"白马非马"的思想体现事物之间"名—实"的平衡；阴阳家的五行相生相克体现了天地万物"阴—阳"的平衡；医家的《黄帝内经》体现了个人内在"身—心"的平衡；兵家"知己知彼"的思想体现了冲突的利益主体之间"敌—我"博弈的平衡；纵横家捭阖游说体现国家与国家之间"纵—横"外交的平衡。

在东西方哲学中都可以找到平衡的"影子"，东方譬如姬昌的"六十四卦"、惠施的"天地一体"、董仲舒的"天人合一"、孙思邈的"千金要方"、王充的"论衡"、周敦颐的"太极图说"、二程的"理必有对"、朱熹的"理气阴阳"、王阳明的"知行合一"、王夫之的"太虚一实"、方以智的"通几质测"、毛泽东的"矛盾论"和"实践论"，西方譬如亚里士多德的"黄金中道"、笛卡尔的"变数"、牛顿的"万有引力"、康德的"二律背反"、黑格尔的"否定之否定"和"质变量变"、马尔萨斯的"人口论"、达尔文的"自然选择"、孟德尔的"遗传定律"、迈尔的"能量守恒"、马克思的"生产关系适合生产力"、列宁的"对立统一"、弗洛伊德的"精神分析"、爱因斯坦的"相对论"、亚当·斯密的"看不见的手"、凯恩斯的"经济均衡"、魏格纳的"大陆漂移"、冯·诺依曼的"博弈论"和纳什的"非合作博弈均衡"、普利高津的"耗散结构"、贝塔朗菲的"一般系统论"、霍金的"时间简史"。

海德平衡理论的主要观点是，不平衡的状态产生紧张，并产生恢复平衡的力量。对于平衡状态——在这种状态中被感知的个体与所感觉的情绪无压力地共存，海德平衡理论原则上与费斯廷格的认知失调理论是相同的，但海德强调一个人对某一认知对象的态度，常常受他人对该对象态度的影响，即海德十分重视人际关系对态度的影响力。例如，P为学生、X为爵士音乐、O为P所尊敬的师长，如果P喜欢爵士音乐，听到O赞美爵士音乐，P—O—X模式中三者的关系皆为正号，P的认知体系呈现平衡状态。如果P喜欢爵士音乐，又听到O批判爵士音乐，P—O—X模式中三者的关系二正一负，这时P的认知体系呈现不平衡状态，不平衡状态会导致认知体系发生变化。其结论是：如果三者关系在所有方面都是正面的，或者，如果两种关系是反面的、一种关系是正面的，那么，平衡状态就会存在。除此之外的所有其他组合都是不平衡的。

平衡理论的用处在于使人们可以用"最小努力原则"来预计不平衡所产生的效应，使个体尽可能少地改变情感关系以恢复平衡结构。在一定的情境中，它能以简练的语言来描述认知的平衡概念，成为解释态度改变的重要理论。海德认为，人类普遍地有一种平衡、和谐的需要。一旦人们在认识上有了不平衡和不和谐性，就会在心理上产生紧张、焦虑，从而促使认知结构向平衡与和谐的方向转化。显然，人们喜欢完美的平衡关系，而不喜欢不平衡的关系。平衡理论涉及一个认知对象与两个态度对象之间的三角形关系。例如，用符号 P 来表示认知的主体、用符号 O 与 X 表示两个态度对象，O 与 X 称为处于一个单元中的两个对象。认知主体 P 对构成一体的两个对象 O 与 X 的评价是带有情绪性的，如喜恶、赞成或反对。通常，认知主体对单元中两个对象的态度是趋向一致的。

1.3　健康哲学

环宇之间、大千世界，平衡无处不在。不管是宏观的星球还是微观的生物，都置于某种平衡之中，奥妙所在尤值探究。

当今的健康和医学领域发生着巨大的变化，在医学临床研究与实践层面，循证医学（evidence-based medicine，EBM）、真实世界研究（real world study，RWS）、大数据（big data，BD）等正起着引领作用。而在该领域的其他一些层面，如认知医学、大健康理念、医学哲学及社会医学等也正改变着人们对健康、医疗方面的认知。这般诸多变化之中，哲学的作用始终重要。面对全新的健康和医疗环境，将平衡这一哲学观点导入医疗活动和健康维护有其特殊的价值。例如菌群微生态平衡、人体的阴阳平衡、人体水和电解质平衡等，均为我们所熟知，并不难理解。认识平衡、维护平衡、建立新的平衡是本部分阐述的主要内容，也是人们需要达到的主要目标。

在上文提到的哲学的基本内涵或问题中，平衡有着十分重要的位置，平衡带来制衡和稳定，同时不同的平衡界面和不同的平衡点都可以被认为是矛盾发展的新状态。此点也是认识的一种新状态，人类认知的历史就是人类哲学的发展史。在健康的命题里把哲学和平衡融合在一起，一来是给健康赋予了新的理念和内涵，用哲学的眼光来分析和看待健康问题可以帮助人们更好地理解并积极而主动地解决健康的诸多问题及涉及的诸多因素；二来于哲学而言，也将增添新的使命及任务，从而使哲学得到丰富并进一步民众化和通俗化，可以设想，哲学一旦走向通俗化、民众化，社会文明进程必将发生显著进步；三来就是当我们将平衡及哲学与健康融在一起时，便正式催生了健康哲学这一有着全新意义的新学问、新学科。

健康哲学这一命题的出现看似偶然，其实更具必然性。哲学家的责任是什么呢？或许应该是指明前行方向，或者是拯救困苦中的人们。今天所提出的健康哲学就是要让有关健康的科学、健康的学问和哲学有机结合，其结合点便是平衡论点。平衡在健康范畴的阐释与应用以及它所起到的特殊作用，充分体现了哲学之效应与价值。当然，我们不能认为健康哲学里唯有健康平衡，不能一味排除其他的哲学观点和维度。这里只是更多地讨论平衡和平衡在健康中的重要位置，同时不回避平衡具有的代表性。

所谓健康哲学，可以理解为健康与哲学的有机结合，在健康理论和实践中用哲学作为指导，当然还要用科学作为指导，使健康行为更加合理、更加有益，从而促进生产力的发展。健康哲学应包含以下一些内容：①二者的有机结合；②健康以哲学作指导；③平衡健康渗入健康的各个方面；④用哲学及平衡的思想解决健康问题；⑤健康哲学贯穿生命的全过程。医学与哲学之间是一种有机的融合关系，既然医学史的开篇没有离开哲学，或者说就充斥着哲学，那么健康也固然分离不了。关于健康的所有问题，如果都想得到很好的解决，必须有哲学的思维、哲学的方法，否则可能事与愿违。

健康哲学的提出为我们打造新的健康生命模式创造了良好的条件，换句话说，我们所要打造的新的健康生命模式就是在健康哲学的理念下进行摸索和实践。如此这般，新的健康生命模式又怎样开启呢？这里有如下关键词提供给我们，以求更加全面地思考，它们是哲学、科学、平衡、生命、健康。

新的健康生命模式的实现途径如下：

第一，建立对哲学较全面的认识与理解，推广系统性的哲学学习模式。对此，最好设定相关的规划和目标，以此提高全社会的哲学与健康水平，从而带动大众的认知与文明水平的提高。

第二，将平衡哲学、健康哲学作为重点来认识理解，并展开各种形式的讨论。平衡健康是健康的哲学，是健康哲学的核心和要义，只有掌握并运用好平衡哲学，才能更好地实现健康、推进健康。

第三，用科学的态度、方法对待或处理平衡问题，有时平衡是一个概念，有时平衡是关于量的，有时平衡是关于质的，或者有时平衡需要估量、有时平衡需要精算。

第四，作为临床医生，可以把平衡健康作为治疗的武器，或指导治疗的方法；作为公卫医生，可以将平衡健康作为预防保健的工具，告知患者如何将体重、血压、血脂及胆固醇等保持在一个良好的状态，如何通过饮食、运动等来平衡健康。

第五，在平衡健康的调控下，每个人每个阶段都有需要重点关注的问题，对此我们可以将它称为重点平衡调控事件和重点调控时间段，以此来保障与实现健康的平衡。

新的健康生命模式是大众性的健康生活理念和方式，在这种模式下，我们会发现主观能动性和积极性得以有效发挥，人们开始互动，并开展主动监测、主动控制、主动运动。所有这些均可按计划按进度进行，均可以用表格记载，并形成具体的健康档案和管理档案，这便是新的健康生命模式的呈现。

探寻平衡健康的规律，求得平衡点。对规律的探寻是人类活动的重要方面，也可谓获得成功最关键的一个因素。在平衡健康践行上寻找其规律，显得十分重要与必要。那么怎样去探寻这种规律呢？平衡健康有规律可循吗？认识论告诉我们，对一切事物的认识都可以从多维度来观察、探究其演变及与时空、各种条件的依存关系等，以求规律性的东西。相信就平衡健康而言也是如此。平衡健康强调的是全生命周期健康问题的平衡，哲学意义上的平衡。对健康的定义和内涵，世界卫生组织（WHO）已有明确的表述，健康是多维度的，不仅是没有疾病，而且包括心理、社会，乃至道德层面的良好状态。现在再来看哲学意义上的平衡概念，本书前面讨论最多的就是平衡，平衡归结在一个点上，有时可认为在一个点面上，如此的一个点或点面是否决定着平衡呢？

我们可以说它是权衡点、矛盾的焦点和度量点，无论从物理还是哲学角度来说，找到这么一个关键点是至关重要的。故而该规律的探寻一下便明朗起来，为问题的解决指明了方向。

探寻平衡健康的规律，在找到主要方向之后，结合多因素分析，可认为应从以下方面着手：一是全面认识特定的健康问题，收集完整的资料、信息，整理分析，必要情况下采用大数据和循证的方法分析。二是经分析、统计，测算出该平衡的关键点，做到可复制、重复。三是对平衡点两翼所涉方面展开比较研究，弄清两翼力量的强弱及制约关系，分析各主要因素之间及其内在的影响机制。四是在权衡各方面的影响因素与力量对比之后展开趋势评估，进行规律探究，最终找到规律性的东西。五是在可能的情况下，依据对上述多维因素和规律的认识，围绕平衡点找出其数理关系，绘就关系图及变化图。不难发现，最重要的应该是第五个方面，当能完成第五个方面的要求时，除了问题可以迎刃而解，还可以做到把握规律、掌握主动，甚至把握未来的发展方向。

让我们试着用平衡健康的眼光来认识一下前列腺癌这种疾病。前列腺癌是常见于老年男性的恶性肿瘤，随着体检及有关筛查工作的积极开展，前列腺癌发病率也在逐年增加，成为肿瘤防治最受关注的恶性肿瘤之一。2008年起，前列腺癌已成为我国男性发病率最高的恶性肿瘤。前列腺癌的诱因尚未完全明确，在已确认的危险因素里，遗传是重要因素之一。如果某人有一个直系亲属患有前列腺癌，其本人患前列腺癌的危险性会增加一倍；有两个或两个以上直系亲属患前列腺癌，其本人患前列腺癌的风险性会增加到5~11倍。当然饮食和环境因素也起着一定的作用。近年来，我国前列腺癌发病率及死亡率有明显的上升趋势，由于健康意识及经济水平的限制，我国大多数患者在诊断时已出现局部进展或远处转移。

关于前列腺癌的一个筛查策略的可能变化引起了西半球乃至全球的热烈讨论与反响，这就是源于2013年由美国预防服务工作组基于循证证据引发的前列腺特异性抗原（prostate specific antigen，PSA）筛查风波。筛查风波源于两项主要研究：欧洲前列腺癌筛查随机研究（ERSPC）和美国前列腺癌、肺癌、结肠直肠癌和卵巢癌筛查（PLCO）试验，这两项研究在当时一起被刊登在《新英格兰医学杂志》上，使用的是系列PSA筛查。这两项研究都表明，进行系列PSA筛查可以降低前列腺癌死亡率，不过ERSPC的13年的随访数据显示，筛查组的前列腺癌相关死亡率降低了 21%（95% CI，0.69～0.91；$P=0.001$），PLCO 试验的两组差异则不显著。后来一项扩展分析汇总了两个研究的数据，发现这两个研究结果存在差异可能是因为试验的设计和实施存在差异。该项扩展分析被发表在《内科医学年鉴》，显示两组研究的差异表现在以下几个方面：开展地区方面，PLCO 是在发病率更高的美国开展的，ERSPC 是在欧洲开展的；对照组设置方面，PLCO 是比较有组织的筛查和机会筛查者，ERSPC 是比较有组织的筛查和未筛查者；研究对象年龄方面，PLCO 的范围为 55～74 岁，ERSP 的范围为 55～69 岁；筛查频率方面，PLCO 为每 1 年 1 次，ERSPC 为每 2～4 年 1 次；进行活检的 PSA 阈值方面，PLCO 为 4.0 μg/L，ERSPC 为 3.0 μg/L。扩展分析表明，筛查可使每年前列腺癌的死亡风险降低 7%～9%（$P=0.0027～0.0032$）。与没有筛查相比，平均诊断时间延长。在考虑实施和设置的差异后，ERSPC 和 PLCO 提供了相容的证据，筛选降低了前列腺癌死亡率。关于对无症状人群是否推广 PSA 筛查的争论在欧美一些国家甚嚣尘上。各种随访研究都试图比对筛查和无筛查的生存差异。2018 年 2 月，JAMA 刊登了英国癌症研究院资助的一项有史以来规模最大的前列腺癌筛查试验（CAP）。CAP 试验历经 8 年，邀请了 400000 多名正在进行初级保健访问的男性参加。最终，共有 67313 名年龄在 50～69 岁的男性接受了一次性 PSA 筛查。中位随访 10 年后，筛查组中前列腺癌患者的百分比为 4.3%，高于对照组的 3.6%，差异主要与 Gleason 评分≤6 的肿瘤检出率增加有关。在筛查组中，1.7% 的患者为这类低风险癌症，而对照组为 1.1%。最重要的是，两组患者的前列腺癌相关死亡率相同（0.29%）。筛查组中有 549 人（每年 0.30/1000）死于前列腺癌，而对照组为 647 人（每年 0.31/1000）（$P=0.50$）。该项研究表明：一次性 PSA 筛查不能降低前列腺癌相关死亡率。但是前列腺癌的筛查策略并不是仅仅依据一次 PSA 筛查结果就能确定的，PSA 筛查次数的持续性增加才有临床意义。况且，考虑到欧美一些国家前列腺癌筛查的普及率很高，对照组是否设为空白也有待商榷。

筛查能早期发现癌症，降低死亡风险，这是眼下多数学者的看法。但是 PSA 筛查的假阳性率高，会给一部分轻症患者带来本不必要的精神压力和治疗痛苦。而且前列腺癌的平均发病年龄较大，有时生存收益并不能超过预期寿命。人们对于前列腺癌筛查的意见摇摆不停。美国预防服务工作组在 2012 年建议不进行筛查，但 2017 年 4 月则支持男性进行筛查，并将建议升至 C 级。我们说它是一个社会问题，当然不否认它原本是一个健康问题。在我国，前列腺癌正逐步成为影响男性健康的重要疾病。我国多中心研究显示，在初诊患者中仅 1/3 患者属于早期，多数患者已处于中晚期。所以早筛、早诊、早治是提高患者五年生存率的有效方法。在《前列腺癌筛查中国专家共识》（2021 年版）中明确了前列腺癌筛查的方法，其具体的筛查路径如图 1－1 所示。

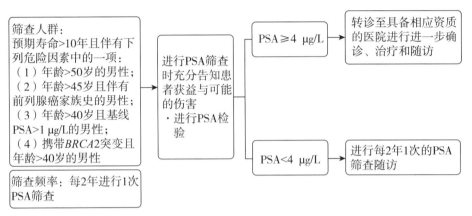

图 1－1　前列腺癌筛查路径

［参考自《前列腺癌筛查中国专家共识》（2021 年版）。］

面对前列腺癌筛查这个健康问题的具体分析，首先应全面了解和认识前列腺癌及 PSA，掌握循证的相关证据与大数据方面的资讯。其次应弄清楚这个健康问题的关键点是什么，显而易见是 PSA（此健康问题设定为前列腺癌的筛查）。PSA 的重要性、必要性已经有较明确的结论。我们来推定它的平衡点或平衡点面，是在关键点（PSA）得出之后。要推定或推算平衡点或平衡点面，有时必须将平衡双方的因素展开做分析比较，看看双方力量的对比情况。我们说关键点在 PSA，平衡点必然和此关联。落脚在 PSA 上寻找平衡点，无外乎：①PSA 维度上的具体点位；②筛检对象的具体年龄点或点面；③接受筛检的条件限制；④PSA 替代物的产生，包括叠加组合。全面分析平衡点应该考虑年龄。因为这样一个结论来自平衡两端的力量对比，两端的状况大抵是这样的：一端的代表为预防服务工作组，它们以国际多中心的临床试验作支撑，手握证据，似乎较难被批驳；另一端的代表是美国泌尿外科协会，可以说得到了绝大多数泌尿医师的支持，也有不少数据支撑，充分表现出捍卫原有筛检策略的信心和决心，仿佛也在捍卫患方的利益。现在我们讨论的是一个健康决策，此应属于公共卫生的决策问题，只不过它较多涉及临床、民众和患者，所以它带来的反响会如此之大。上面提及的两翼的状况仅仅是指出了代表性的两方，还有诸如从证据及数据来具体地演算比较，以及对于数和证据采用打分评价以确定优劣。关于规律的探究也是必需的，探究的途径之一便是绘就PSA的多因素关系图，相关因素含总死亡率、发生率、无病生存时间等，尤其是PSA应用前后的相关走势图，如应用前后10年、20年的走势图，这些对规律的探究都价值极高。固然该走势图的每个数值点都有大数据和证据的支撑，并也都必须注明其来源。通常而言，在测定平衡点之前需要先测定平衡线，所谓平衡线是关键点或影响关键点最主要因素相关的延长线。如上例中的PSA值及年龄因素。这样在设定好的平衡线上便可确定具体的平衡点了。

从分析见，一个十分重要的因素即关键影响因子是值得特别关注的，如上例无论平衡线是PSA值还是年龄，都为关键影响因子。对于其他影响因子，我们需要分析比较其权重因子的正负值，所谓权重就是经过筛选，影响分量较重的那些影响因子。在筛选出1~3个重要的影响因子后，再对其进行对比分析，以确定一个最重要的影响因子。值得一提的是，这个最重要的影响因子可能会随着时空环境的变化而发生变化，原来排在第二位或第三位的重要影响因子，在某些情况下会成为排第一位的重要影响因子。这需要我们用运动、变化的思维来看待该变数。往往在考虑排第一位的重要影响因子后也可酌情纳入排在第二位或第三位的重要影响因子一并考虑做分析比较。

建立平衡健康的运行机制。平衡健康可以说是全新的理念，它针对整体的、全生命周期的、群体及个体的健康，涉及社会、家庭、个人。平衡健康理念的全方位运用将惠及老百姓并促进社会的进步发展，本书在上述诸多方面皆有阐述。设计与建立一个良性的运行机制被认为是有必要，同时是十分重要的环境因素。建立一个有效的运行机制需要方方面面的关注和支持，其中就包括政府。比如在科普宣传、健康教育上需要有较大的支持力度，帮助民众树立起科学的、平衡的健康意识理念、行为习惯，在健康促进与保障措施方面设立专门机构；卫生行政部门应予充分重视，将此作为推行"健康中国"的有力抓手。同时也要有社会力量参与，包括各种协会、基金会以及民间组织等。多方共同营造平衡健康的大氛围。

以科学的态度、理论阐释和传播平衡健康理念。在具体问题上的推演务求有正确的理论、证据、大数据等支撑，以科学的精神对待平衡健康的整个过程。对待疑难或困局，允许探讨、争论，允许容错的空间。在实践中检验与发展平衡健康新理念。将哲学与平衡健康理念有机结合，用以认识、发现健康相关问题，显著提升我们的认知，进而解决健康、医疗卫生方面的种种问题，使平衡健康和哲学成为解决健康问题的"金钥匙"。

开展平衡疗法和平衡康养。首先，建立系统的整合诊断方法，所谓系统的整合诊断方法包含生物学、组织结构学、功能学、心身学和平衡医学的诊断内容。其中平衡医学又包括以下因素：①失衡的原因，比如屏障失衡（生物、免疫等）、代谢失衡、功能失衡以及具体问题的失衡（血压失衡）等。对于失衡的描述，应明确是增多、亢进还是不足、不全、丧失等。②失衡的程度，可分为轻、中、重三种，其中轻度应属功能性范畴，重度多有功能不全及更严重的情形。其次，开展平衡疗法和平衡康养，在系统整合诊断的基础上可予以具体措施，这样一套疗法也为系统疗法，其是在科学、循证和客观世界数据的指导下开展的治疗与康复。在系统的平衡疗法中较充分地考虑了失衡的因素和对失衡的纠正。这样的疗法融入了哲学的、平衡的、整体的理念，不仅有对因的、对症的，还有对机体内部（平衡）的整体考量。从演绎推理到归纳整理，加上对临床信息的充分分析，临床思维进入正确的逻辑推理程序。由此建立起平衡疗法及平衡康养的临床思维模式。

1.4　我的医生信条

在笔者从医四十多年的职业生涯里，值得一提的是两年的公共卫生医生经历。从临床实习医生到主任医师，以及以后职务的变迁，回想起来还真耐人寻味。医生的职业生涯可谓无怨无悔，服务社会，既平凡又崇高而伟大。

反复琢磨，笔者认为，在这样一段行医经历中，引领自己前行最要紧的是这样两个字：信条。

1.4.1　人文信条

医者仁爱为先、慈悲为怀，"无论至于何处，遇男或女，贵人及奴婢，我之唯一目的，为病家谋幸福"（引自《希波克拉底誓言》）。行医路上时刻有牵挂在心，这牵挂就是患者。在管理病房的岁月里，每个周末前往病房照看患者，带去问候、鼓励和嘱咐时，笔者总能觉察出关怀的力量在患者战胜病魔过程中的神奇作用。送去的关怀主要体现在眼神和语言里，当然让患者触知最多的还是语言。语言的温度来自内心，可通达对方的心灵。医患相遇可以说是一种特别的缘分，基于彼此的尊重、通情达理，加之医者给予的关怀，可致关爱所达，精诚所至，金石为开。要想成为一名大医，就必然要做到大德于心、哲思明辨、人文为怀。

说到医者的人文理念，就有必要认识医学的本质。如同人类经历了从本体论到认识论的漫长转变过程一样，对医学自身的认识转变也来之不易。当然这样说并不表明今天人们对医学的认识已经到了尽头。20 世纪后期，健康观和医学模式认识大转变的同时还带来了医学观的转变，既然健康并非受单一的生物因素或遗传因素影响，那么医学就不应只是看病而不见其人。今天的循证医学从两个方面进行了突破。一是冲破了医患曾有的"父子文化"，即"医生说了算"的单边决策模式；二是力主推行以患者为中心，任何医疗行为均以患者受益最大化为原则，决策中充分考虑影响患者的多重因素并权衡利弊。医学是以解除疾苦和维护健康为目的、自然科学与社会人文科学协同发挥作用的一门综合性学科，是科学性、人文性、社会性的统一，科学求真、人文求善。曾任耶鲁大学医学院院长的医学教育家佩雷格里诺（Peregrino）说过：医学是科学中最人文，人文中最科学的一个学科。从本质上讲，医学既是人学，也是仁学，它不仅是对个人命运的关怀，而且是对人类命运的关怀。"大医大德"里对大德的阐释，就充分包涵"人和仁"的理念。医学一端是人文关怀和科学技术，另一端是苦难中的人类需求。正如美国的特鲁多（Trudeau）医生所述：偶尔治愈，经常帮助，总是安慰。仔细推敲起来，其中的"经常"和"总是"表达了不同的频度，不能不使人深刻感受到医学的特殊性，医学人文关怀的重要性。总是安慰是一种人性的传递，也说明了安慰、鼓励性的语言在医学服务中的特别效应。富含关怀的语言不仅能使患者感到温暖和安全，同时也能调动患者的积极性和配合度，及时解除患者的心理隐患，增强患者战胜疾病的信心。

1.4.2 责任信条

责任铸就使命与目标。把责任随时扛在肩上，心中就会有正确的价值导向。患者需求至上、服务第一、自身利益置后，这是笔者认定的价值与信念。在不断完善自我方面坚持学习，结合日常诊疗和服务工作，有意识地进行这方面的认知及信念训练，如将每次的救治、突发事件处理、人事及利益相关事件等都作为认知中的行为事件来查验，并训练自身的信念，在一次次的训练中摒弃那些杂念。如 1992 年夏季川南山区发生暴雨洪灾，是否主动申请率队前往，笔者自身信念上一度出现差误，认为较长时间的救灾自身会吃不消，还会影响业务项目的推进。这样的杂念出现不久，自身很快进行审视，认识到自己的错误，主动请缨出行。历经 10 天的灾区现场救治与防病工作，最后与队员们一起圆满完成任务，并受到表彰。2019 年 12 月，新型冠状病毒肺炎疫情暴发，意识到疫情的紧迫和严重性后，2020 年 1 月，笔者在从澳大利亚回国的飞机上完成了给相关管理部门负责人的《对新型冠状病毒感染性肺炎的防控建议》。该建议借鉴抗击非典的经验教训，以位卑未敢忘忧国的责任意识，从统一指挥协调动员人财物配备到以传染链阻断为关键的科学防控，共十一条，每一条都提出了可实施的路径，对早期疫情防控具有一定价值。

建议全文如下：

尊敬的＊书记、＊主任及＊、＊副主任：近期工作辛苦啦！

面对突然出现的新冠疫情，作为曾参与抗击非典的老卫生工作者做如下个人认识和建议，仅供参考，不当处请批评指正。

（1）初期防控取得阶段性成绩，无论疫源地处置还是感染（疑似感染）者隔离治疗、密切接触者的排查观察都是有效力的。

（2）在病原体的发现和较深入的研究上成效可谓突出，为整个防控工作奠定了可靠的科学基础。

（3）对后续出现的多地零星播散应对措施也是及时的，信息公开透明，持开放合作态度。

（4）病原体研究将一方面继续深入，包括中间宿主的鉴别研究等，另一方面应对它的生物学特性予以更加深入的认知，以期对防控实践给予更多的指导帮助。省里可考虑成立专家组和科研组分别开展工作并形成合力。

（5）省里成立综合性的统一指挥、协调组织。对后续的零星播散须有前瞻性、整体性、系统性的战略规划布局及分步分阶段的实施举措，同时及时汇编、充实和更新防控手册。

（6）紧急制定防控动员方案，发挥我们攻坚克难的集中优势，包含所涉人、财、物等的调配。

（7）后续的零星播散令国人、世人不安，也可能隐含更大的风险，需竭尽全力控制。出现零星播散，从流行病学分析可能存在：出现了新的疫源地；出现新的传染源，包括人和其他生物体；就人作为传染源而言可能对密切接触者排查存有疏漏（受多重因素影响）；病毒出现变异，毒力增强；对病原体的人传人方面可能估计不足，心存侥幸，这方面需进一步加强医护人员防护及公众的正面宣传、相关健康教育。

（8）对非典的控制使我们主要学到以下几点：科学制胜，抵制谣言，汇集社会正能量；信息公开透明、开放交流并协力合作；彻底阻断传染链，其中力争不疏漏一个密切接触者；综合相关部门通力齐心、良好衔接，将防治有机结合起来；按相关标准和流程建立或确立专门的传染病院收治患者；等等。所有这些环节均要做到严实无误。

（9）阻断传染链。这是十分重要的环节，非典中我们进一步认识到此具体环节之严谨以及十分的重要性，后来的实践证明收到良好效果。整个排查观察是一桩艰巨而又必须严谨深入的任务，应组织专门的综合队伍务求做实做细。

（10）对病例除展开基础研究外，同时开展临床研究，包括前瞻性研究、病例登记研究等。这方面最好全国统一进行或向其建议统一协调。

（11）目下临近春节，春运繁忙，人心思归，人员流动性极大，给防控工作带来更多的复杂性及不确定性。怎样把握局势、化解风险，须相机而行，必要时动员相关各方，层层把关、群策群力、掌握主动，防微杜渐。

随后，在医者责任的感召与驱使下，笔者第一时间写出了借鉴阻击非典经验的论文 "Effective Prevention and Control of Corona Virus Disease 2019 (COVID-19)：Experiences from Inflection Point for SARS" 和《防治 SARS 和 MERS 相关证据的评述》等。疫情防控期间，笔者一直保持着高度的自觉性和警觉性，以一名医者的责任心支持一线与社会的抗疫工作。

1.4.3 科学信条

科学是医学的重要属性之一，从医学的发展史可清楚地看到科学的推动作用。在医学实践中尊崇科学原则、尊重客观实际、科学阐释疾病的发生发展进而防治疾病至关重要。不管是做临床还是相关基础研究，严谨、客观、诚信才是唯一正确的态度。

笔者有幸于 2000 年 10 月在成都参加了首届亚太地区循证医学研讨会，由此发现了循证医学蕴含的科学性及应用价值。那时的循证医学在我国刚起步，笔者以饱满的热情参与了相关学习与实践，并得到中国循证医学中心李幼平教授的指导，同时见证、推进了循证医学的不断发展。致力于患者结局指标的改善，让决策与患者的价值观及偏好一致，实现获益的最大化、风险及弊害的最小化，是循证医学预定的价值目标。循证医学从基本思想、理念、实施到实现目标都应向着深入医学本质、科学、道德的统一性方向前行，同时彰显对真、善、美的追求。循证医学彰显了科学证据，同时彰显了尊重患者的人文理念及道德要求，它的科学内涵与随时代进步的延展是医者应终身学习的。2000 年至今，笔者在城市医院、乡镇卫生院以及各类学术培训会上做循证医学推广报告 40 余场。笔者从岗位退下后继续定期整理和编辑《四川省发病前 10 恶性肿瘤全球四大诊疗指南汇集》，汇集循证、临床流行病学的新资讯，提供给临床借鉴。

2002 年 9 月至 2004 年 9 月担任公共卫生医生，可以说是笔者人生中十分难忘的经历。在那期间，笔者任职于四川省疾病预防控制中心，全程参与组织了四川省抗击非典的行动。在上级的正确领导下，各方齐心协力，非典防控实现了"三无"战绩，即无原发病例、无医务人员感染、无输出病例。"用科学战胜非典"是抗击工作早期拟定并一直遵循的指导思想和工作原则。

1.4.4 哲学信条

哲学是关于世界观的学说，也是对自然知识和社会知识的概括和总结。哲学是关于自然、人类社会和思维的运动和发展的普遍规律的学科，是世界观、认识论和方法论统一的学科。可以说哲学就是系统化的世界观理论，哲学既关乎我们每个人的世界观、人生观及价值观，同时还是非常有用的方法论。为医者，欲成大家需懂哲学、用哲学。追溯哲学与医学，早在古希腊时期它们就是相通的，相通可细化为职业身份相通、学科主旨相通、研究方法相通、关注领域相通、具体观点相通。古希腊哲学集大成者的亚里士多德的哲学和古希腊医学集大成者的盖伦的医学，都用到了经验观察法与演绎推理法，并在解释人的生理机制时提出了一致的看法。

古希腊人创立了西方哲学，他们常常用医学的隐喻来解释哲学的本质，如苏格拉底称他自己是其他理念的"助产士"和子孙后代的"医生"，柏拉图把哲学家同医生相比较。在古希腊，医学的理论是建立在哲学的基础上的，医生为探索医学教育与哲学的关系，会将他们自己同各种不同的哲学流派相联系。在将自身塑造为优秀医生或良医的道路上，哲学的技巧和哲学的态度是一定要培树好的。

《黄帝内经》和《希波克拉底文集》可谓中西医学的奠基性著作，它们在研究方法上最终发展成为中西两种不同的医学体系，形成各具特色的"贯通—传承"和"实证—更替"路径。我们一方面需要坚持求索与循证永无止境，以认识论思想促进循证医学的不断进步，同时对中医的精髓——哲学思想还须进一步地学习、体会和贯通，如中医的整体观念、辩证的方法论、重点论（中药配伍中的君臣佐使等）及抓主要矛盾和矛盾的主要方面等。

希波克拉底最早提出医师应该同时是哲学家，这其实为医师提出了总体素养和品质的培养目标。这样的目标要求无疑十分崇高，令人敬畏。如此崇高的职业和人生目标值得我们去追求和奋斗。在追求和奋斗的道路上需要坚守：

①用哲学指导我们的医学实践；②摒弃临床研究和学术上的功利主义；③追求与时俱进、探索创新；④在批判与扬弃中获取生命力；⑤用医学哲学、科学人文推进医学的不断进步。当代医学发展离不开医学哲学，医者必须高度重视哲学对医学的指导作用。

以上便是笔者医生经历中所认识到的"医生的信条"。

信条指导正确的实践，信条指引前行的方向。

参考文献

列宁. 列宁全集（第三十八卷）［M］. 北京：人民出版社，1986.

史密斯. 人的宗教［M］. 梁恒豪，译. 海口：海南出版社，2014.

张永强，姚立根. 工程伦理学［M］. 北京：高等教育出版社，2014.

教育部高教司，高鸿业. 西方经济学（微观部分）［M］. 5 版. 北京：人民大学出版社，2011.

潘玥斐. 医学哲学：认识人类生命的有限性［N］. 中国社会科学报，2017－10－09（1304）.

Siegel R，Ma J，Zou Z，et al. Cancer statistics，2014［J］. CA：A Cancer Journal for Clinicians，2014，64：9－29.

Haas G P，Sakr W A. Epidemiology of prostate cancer［J］. CA：A Cancer Journal for Clinicians，1997，47：273－287.

Steinberg G D，Carter B S，Beaty T H，et al. Family history and the risk of prostate cancer［J］. Prostate，1990，17（4）：337－347.

Alex T，Roman G，Ruth E，et al. Reconciling the effects of screening on prostate cancer mortality in the ERSPC and PLCO trials［J］. Annals of internal medicine，2017，167（7）：449－455.

Martin R M，Donovan J L，Turner E L，et al. Effect of a low-intensity PSA-based screening intervention on prostate cancer mortality：the CAP randomized clinical trial［J］. JAMA，2018，319（9）：883－895.

中国抗癌协会泌尿男生殖系统肿瘤专业委员会前列腺癌学组. 前列腺癌筛查专家共识［J］. 中华外科杂志，2017，55（5）：340－342.

宋争放. 用循证的眼光直面前列腺癌 PSA 筛查之争［J］. 中华泌尿外科杂志，2013，34（2）：150－151.

周同甫. 临床思维与临床决策［M］. 成都：四川大学出版社，2011.

方如康. 环境学词典［M］. 北京：科学出版社，2003.

宋争放，等. 平衡健康论——平衡医学记述［M］. 成都：四川大学出版社，2020.

郎景和. 再论医师的哲学理念和人文修养 [J]. 中华妇产科杂志，2010，45（1）：1－2.

孙莉，宋争放，刘武松. 防治严重急性呼吸综合征和中东呼吸综合征相关证据的述评 [J]. 预防医学情报杂志，2020，36（8）：1043－1048.

涂江波. 最好的医生也是哲学家——古希腊时期哲学与医学之关系刍议 [J]. 医学与哲学（A），2013（9）：27－30.

宋争放，刘刚，吴海燕，等. 四川省重急性呼吸综合征（SARS）传染链阻断措施研究 [J]. 中国循证医学杂志，2003，3（6）：144－149.

谢华. 精编黄帝内经 [M]. 呼和浩特：内蒙古文化出版社，2005.

希波克拉底. 希波克拉底文集 [M]. 赵洪钧，武鹏，译. 北京：中国中医药出版社，2007.

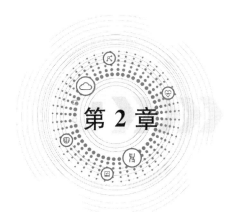

第 2 章　　人体能量守恒

2.1　能量守恒简述

　　能量守恒和转化定律的发现、细胞学说的产生、达尔文进化论的创立，是19世纪自然科学上的三个重大发现。三大发现及19世纪自然科学的其他成就将自然科学从经验自然科学变成理论自然科学。三大发现在自然科学领域内具有划时代的理论突破，它们已不仅是个别学科的理论创造，而是提出了若干全局性原理，从而给整个自然科学的发展带来了巨大影响。三大发现给上帝创造万物、自然界一切彼此孤立永远不变等唯心主义和形而上学的自然观以沉重打击，使人们有可能系统地认识物质世界的本来面目和真实联系。三大发现揭示了自然界本身的辩证法，有力地促进了自然科学的发展，对辩证唯物主义自然观的形成也有重要影响。三大发现还大大提高了人们对自然过程间相互联系的认识。恩格斯指出："由于这三大发现和自然科学的其他巨大进步，我们现在不仅能够指出自然界中各个领域内的过程之间的联系，而且总的来说也能指出各个领域之间的联系了，这样，我们就能够依靠经验自然科学本身所提供的事实，以近乎系统的形式描绘出一幅自然界联系的清晰图画。"马克思、恩格斯都把它看作马克思主义哲学的自然科学基础。过去被看作孤立的、割裂的自然现象，现在被证明是统一的物质运动的不同形式；过去被看作一成不变的事物，现在被证明是逐一形成的，它们不仅在空间上展示出多样性，而且在时间上有其发生、发展和消亡的历史。

19 世纪的科学成就表明：天体在演化，地质在变迁，无机自然界的各种运动形式之间是相互联系和相互转化的，无机自然界与有机自然界之间没有不可逾越的鸿沟，生物界的一切有机体都有其统一的物质基础，任何生物物种和生物个体也都有其产生、发展和消亡的历史。这使形而上学唯物主义（即机械唯物主义）自然观的消逝以及辩证唯物主义自然观的产生和发展成为必然。这一切都从不同方面揭示了自然界的历史发展和普遍联系，充分展示了整个自然科学从经验到理论、从分析到综合的发展过程。马克思主义的自然辩证法是在19 世纪自然科学发展的基础上建立起来的。从哲学思想的渊源上说，它依据自然科学发展的成果，对德国古典哲学中的唯心主义辩证法进行了唯物主义改造。马克思和恩格斯于 19 世纪 40 年代形成了新哲学世界观。他们关于自然辩证法思想的萌芽也产生于这一时期。可以说 19 世纪自然科学的重大成果是马克思主义产生的自然科学基础，而马克思主义哲学的产生则是历史的必然。

自然辩证法是马克思主义的自然观和自然科学观的反映，体现了马克思主义哲学的世界观、认识论、方法论的统一，是马克思主义哲学的一个重要组成部分。自然辩证法的研究对象和内容决定了它是一门独立的、具有哲学性质的交叉学科。1981 年，中国自然辩证法研究会成立，出版了数学、物理学、生物学等系列学科的自然辩证法文集，自然科学史与哲学等研讨会促进了中国科学与西方科学的历史与哲学探讨。正是这种自然哲学背景，中国于 1983—1993 年形成了系统生物科学与工程的理论，并通过 1996—1999 年互联网通信技术的国际交流推动了 21 世纪系统生物学、遗传学与医药学等领域的迅速发展。从自然辩证法产生到现在，无论在物理科学、生物科学和生产技术方面，都有了前人无法想象的历史性突破和发展。恩格斯提出，随着自然科学领域中每一个划时代的发现，唯物主义也必然要改变自己的形式。

自然辩证法的基本思想、基本观点和方法依然是正确的，并且越来越显示出它强大的生命力。正如列宁在分析 20 世纪初物理学所面临的形势时所指出的：现代物理学是在临产中，它正在生产辩证唯物主义。20 世纪自然科学的每一个重大发展，无不宣告自然辩证法的胜利。

19 世纪中叶发现的能量守恒定律是自然科学中十分重要的定律。它的发现是人类对自然科学规律认识逐步积累到一定程度的必然事件。尽管如此，它的发现仍然是曲折艰苦和激动人心的。自然界中一切物质都具有能量，由于物质运动形式不同，能量的形式也不同，如机械能、热能、光能、电能和化学能等。能量可以从一种形式转化为另一种形式，从一个物质系统传递给另一个物质系统。能量在转化过程中既不增多也不减少，只是从一种形态转化为另一种形态。这就是通常所说的能量守恒和转化。如果用热力学的语言来表述，即系统的内能增量等于系统从外界吸收的热量和外界对系统做功的和。这就是热力学第一定律，也就是能量守恒和转化在热效应上的应用。

早在 17 世纪，法国哲学家笛卡尔在《哲学原理》一书中就提出了各种物体运动的总量是守恒的思想。不过笛卡尔当时所说的运动只限于机械运动。真正发现能量守恒定律是 19 世纪 30 年代以后的事，这与当时蒸汽机的普遍使用和深入研究有密切联系。蒸汽机锅炉由燃烧煤而获得热能，然后热能又变成飞轮的动力，这一成果虽然已被广泛地利用，但人们对此却长期缺乏科学的认识。每台发动机都有自己的做功效率。随着对发动机的不断改进，发动机的做功效率也得到不断提高，耗煤量则随之不断降低。当时人们似乎看不出蒸汽机的效率有什么限度。那么蒸汽机的效率究竟有没有限度？法国青年工程师萨迪·卡诺（1796—1832 年）首先对此进行了研究。1824 年，他发表了著作——《关于火的动力的研究》，企图从数学上判断蒸汽机究竟能做出多大的功。他通过对自己设想的一台理想的热机的分析，向人们揭示了这样的事实：一台蒸汽机的功率，在原则上完全依赖于锅炉和冷凝器之间的温度差和由锅炉传到冷凝器的热量，而这也正是任何一台蒸汽机效率的极限。卡诺认为，蒸汽机所做的功只能是蒸汽从高温到低温的热量变化的结果。他虽然没有认识到蒸汽机操作过程中热能转变为机械能，但已把热和功联系起来，从而奠定了热力学的基础。卡诺最初信奉"热质说"，即把热看成一种物质。但是不久他就放弃了这种学说，在他的后期文稿中不仅主张热是一种物质运动形式，即"热的运动说"，而且认为在自然界里能量是不生不灭、守恒的。1832 年，卡诺去世，没能把热力学继续深入研究下去。现在一般认为，最早发现能量守恒定律的是德国物理学家迈尔（1814—1878 年）。

能量守恒是符合时间平移对称性的，也就是说，能量守恒定律的适用是不受时间限制的。它可表述为：在孤立系统中，能量从一种形式转换成另一种形式，从一个物体传递到另一个物体，在转换和传递的过程中，各种形式、各个物体的能量的总和保持不变。整个自然界也可看成一个孤立系统，表述为自然界中能量可不断转换和传递，但总量保持不变。对于没有时间平移对称性的运动方程，可能无法定义能量守恒。实例包括广义相对论中的弯曲空间或凝聚态物理学中的时间晶体。

能量守恒是物质运动的普遍规律之一，物质运动有各种不同的形式，它们之间能相互转化。能量守恒的概念在力学领域内早已为物理学家所证明。然而，这个守恒概念引申到热能领域则经历了二三百年之久。对于热能，在历史上有过种种错误的认识。从 18 世纪到 19 世纪中叶，自然科学界长期被"热质论"所统治。这种片面的理论认为物质中存在着一种流体，称为热质，将温度差所引起的传热，视为热质从高温物体流向低温物体；而摩擦生热则被认为是热质释放的结果。这个理论与许多实验事实相矛盾。1798 年，朗福德在研制炮筒的过程中观察到产生的热量与钻磨掉的金属屑的量不成比例，而且，如果用钝钻头继续进行钻磨，放出的热量几乎是无限的，这说明热质不可能是一种物质。以后又经过戴维、迈尔、亥姆霍兹等的工作，特别是焦耳从 1840 年开始进行的热功当量实验，让人们逐步认识到热质并不存在。热的传递或转化，与机械功及电功等的传递或转化一样，也是一种能量的传递或转化，而能量在传递或转化时，总量恒定不变。这样，能量守恒就在普遍的基础上被确认了。1860 年，能量守恒定律很快成为自然科学的基石，特别是在物理学中，每一种新的理论首先要检验它是否跟能量守恒定律相符合。当时定律的发现者们只是着重从量的守恒上去概括定律，尚未强调运动的转化。

热力学第一定律是涉及热现象领域内的能量守恒和转化定律。热力学第一定律确认，任意过程中系统从周围介质吸收的热量、对介质所做的功和系统内能增量之间，在数量上守恒。

19 世纪，自然科学中具有跨世纪思想史意义的发现还有热力学第二定律，因为它揭示了物理世界不仅是存在的，而且是演化的。

热力学第二定律指热量可以自发地从较热的物体传递到较冷的物体，但不可能自发地从较冷的物体传递到较热的物体；也可表述为两物体相互摩擦的结果使功转变为热，但却不可能将这种摩擦热重新转变为功而不产生其他影响。对于扩散、渗透、混合、燃烧、电热和磁滞等热力过程，虽然其逆过程仍符合热力学第一定律，但却不能自发地发生。热力学第一定律未解决的能量转换过程中的方向、条件和限度问题，恰恰由热力学第二定律所规定。

第二类永动机是指能量守恒但工作效率为100％的热机，虽然它不违反能量守恒定律，但大量事实证明，在任何情况下，热机都不可能只有一个热源，热机要不断地把吸取的热量变成有用的功，这就不可避免地将一部分热量传给低温物体，因此效率不会达到100％。第二类永动机违反了热力学第二定律。

热力学第二定律被誉为历史上伟大的十个方程之一，是人类对大量粒子组成宏观体系的经验总结，说明了宏观变化的方向或称"时间箭头"。简单体系总是向着能量耗散的方向减少和退化的，而复杂体系是在能量耗散、退化的同时实现耗散最小化的进化，理想的极限是非耗散。

2.2　人体能量守恒与能量平衡

2.2.1　人体与环境的热交换

如果将人体看作一个系统，则人体与环境的热交换同样遵守热力学第一定律。因此，可以用热平衡方程来描述人体与环境的热交换，即：

$$S = M - W - R - C - E - Q$$

其中，S 表示人体蓄热率，W/m^2；M 表示人体新陈代谢率，W/m^2；W 表示人体所做的机械功，W/m^2；R 表示着装人体外表面与环境的辐射换热量，W/m^2；C 表示着装人体外表面与环境的对流换热量，W/m^2；E 表示皮肤扩散蒸发、汗液蒸发及呼吸所造成的散热量，W/m^2；Q 表示热舒适系统输出能量，W/m^2。

一般形式可表示为：

$$\Delta E = E_{d} + E_{sw} + E_{re} + C_{re}$$

其中，E_{d}表示人体皮肤表面水分扩散蒸发散热量，W/m^{2}；E_{sw}表示人体汗液蒸发热损失，W/m^{2}；E_{re}表示人体呼吸潜热散热量，W/m^{2}；C_{re}表示人体呼吸显热散热量，W/m^{2}。

在稳定的环境条件下，方程中的人体蓄热率$S = 0$（W/m^{2}），这时人体能够保持能量平衡。否则人的体温就会随着蓄热率的正负而升高或者降低，人就会感到热或者冷。

人体产热与散热的平衡受人体静止和活动时的产热、外环境的气象条件以及人体向外散热诸因素的影响，并受体温调节生理功能的支配。在高温环境下从事重体力劳动时，如不采取适当措施则可能造成机体热平衡失调，导致机体出现热蓄积甚至发生中暑。

2.2.2　人体热平衡

人体热平衡值是机体产热与散热的动态平衡值，它受肌肉活动的产热和散热等因素的影响。

人体是一个开放且复杂的巨系统，与外界环境存在各种复杂的关系。从热力学第一定律看人体，人体就像一台热机。人体的各种生理活动都必须在体内温度相对稳定的条件下进行，即人体必须同周围环境之间处于相对稳定的热平衡状态，才能进行正常的生理活动。周围环境的温湿度对人体的皮肤温度和核心温度都有较大的影响，为了保证正常的生理活动和良好的人机工效，人体在进行自身的生理调节之外，要维持热平衡，还必须控制周围环境温度，保证产生的热量能够及时地散发到周围环境中，从而达到维持人体热平衡的目的。

由于人体时时刻刻都在进行新陈代谢并与环境发生各种形式的热交换，所以人体的热平衡是动态的。我们可以用体温随时间的变化程度来表征人体热平衡。从人体热平衡有关理论我们得知：人体靠摄取食物获得能量以维持生命。食物通过人体的新陈代谢被分解氧化，同时释放能量，其中一部分直接以热能形式维持体温恒定并散发到体外，其他为肌体所利用的能量最终也都转化为热能散发到体外。人体为维持正常的温度，必使产热和散热保持平衡，由此处于散热和产热平衡的状态即为人体热平衡。人体依靠糖、脂肪和蛋白质三大营养物质供给能量，这三种营养物质在氧化成水和二氧化碳的过程中会释放大量的能量供机体使用。人体能量需要保持相对的平衡，恰恰是这样的平衡确保人体从食物中摄取能量供给人体正常活动的需要，其中包括基础代谢、劳动代谢和食物特殊动力作用三个方面。

糖在体外弹式热量计中充分燃烧氧化成水及二氧化碳时产生的能量为 $17.22 \text{ kJ} \cdot \text{g}^{-1}$，这称为糖的粗热价。糖的消化吸收率为 98%，在生理研究中，糖的供给热量在校正后以 $16.80 \text{ kJ} \cdot \text{g}^{-1}$ 代入计算，此称糖的生理热价。糖是人体内的主要供能物质，人体所需能量约 70% 由糖提供。正常条件下，脑组织唯一能量来源物质是糖。这使糖在能量供给上更具有其特殊重要性。人体虽然可以依靠其他物质供给能量，但必须定时进食一定量的糖，维持正常血糖水平以保障大脑的功能。另外，糖对脂肪的氧化过程也有很重要的作用。

脂肪是人体重要的供能物质，它在体外充分燃烧氧化的粗热价为 $39 \text{ kJ} \cdot \text{g}^{-1}$，生理热价为 $37.8 \text{ kJ} \cdot \text{g}^{-1}$。脂肪水解成脂肪酸，进入血液而运送到肝脏和肌肉等组织氧化利用。脂肪酸经 β 氧化形成乙酰辅酶 A 后，必须进入三羧酸循环才能彻底氧化成水及 CO_2 并释放能量。乙酰辅酶 A 还可在肝脏形成酮体。在正常情况下，酮体进入血液，在骨骼肌和心肌中再形成乙酰辅酶 A，进入三羧酸循环继续氧化代谢。因此，脂肪的氧化必须依赖糖代谢。脂肪是机体储存能量的重要形式，在进行长时间劳动时，它可被动员，经血液源源运送到骨骼肌，供给所需的能量。

蛋白质在体内的功能主要是维持新陈代谢、修复组织、提供能量、维持体液平衡、维持免疫功能。供给能量不是它的主要生理功能。蛋白质分解成氨基酸，进而再分解成非氮物质与氨基；非氮物质进入三羧酸循环被氧化利用，氨基则形成氨或尿素随尿排出。这部分尿氮在体外仍可进一步氧化释放出能量，其量大致相当于 $5.05 \text{ kJ} \cdot \text{g}^{-1}$。蛋白质的粗热价为 $23.73 \text{ kJ} \cdot \text{g}^{-1}$，生理热价为 $13.86 \text{ kJ} \cdot \text{g}^{-1}$。

2.2.3　人体代谢

2.2.3.1　人体能量代谢

能量代谢过程中能量摄入和能量输出及储存之间存在平衡关系。在各种生理状态下，能量的摄入绝大部分来自食物中所含有的化学能，而输出则包括粪便、尿液和消化道气体包含的能量，维持基本生命活动以及生产和对外做功等所消耗的能量。第一营养级的能量总和是第二营养级所吸收的能量加上排泄物的能量跟分解者所分解的能量。能量的平衡并不是要求每个人在每天的能量摄取都要做到平衡，而是要求成年人在 5～7 天内其消耗的能量与摄入的能量平均值趋于相等。体内消耗的能量必须通过从外界摄取食物才能得到补偿，使机体消耗的能量和摄取的能量趋于相等，营养学上称为能量的平衡。

一般根据劳动（或活动）的强度可以将体力活动分为 5 个等级：极轻体力劳动、轻体力劳动、中等体力劳动、重体力劳动、极重体力劳动。根据大量的资料分析，普通男性和女性每日需热量可按下列经验公式计算：

男性每日需热量(kJ)＝[815＋36.6×体重(kg)]×4.184

女性每日需热量(kJ)＝[580＋31.1×体重(kg)]×4.184

有关人的生长发育，首要的影响因素是遗传因素，此外还取决于其他条件，包括环境、营养、运动和社会因素等。应注意以下几点：在快速生长期，应注重营养补充，体格正常生长所需的能量、氨基酸等必须由食物供给，主要是肉、蛋、奶及豆类食物。此外，骨的形成还需要足够量的钙、磷以及微量的锰和铁。当钙的摄入不足及维生素 D 缺乏时会造成骨矿化不足，当维生素 A 缺乏时会使骨骼变短变厚，当维生素 C 缺乏时会使骨细胞间质形成缺陷而变脆，这些都会影响骨的生长。同时不可忽视运动锻炼的影响。

人体的大部分能量是在维持各个器官运转以及人体运动的状态中散发出来的，如果能将这些能量再转化成电能，有可能成为人类应对全球能源危机的一种出路。人体的动能和热能转化成能源有三种模式：动能—机械能—电能、动能—热能和热能—热能的回收。怎样把人体动能转化成其他能量，成了科研人员的研究目标。香港中文大学机械与自动化工程系的研究团队开发了一种轻巧的基于智能材料的能量收集器，该能量收集器可收集人体运动中的能量，只需步行即可产生可持续的动力，然后将其转换为电能，用于为可穿戴电子设备供电，例如为计步器、健康监测器和 GPS 供电。这项工作及有关成果已经发表在《应用物理快报》上。

人体所需能量的计算包括：①基础代谢所需能量；②日常活动所需能量；③人体消化吸收所需能量。

机体与外界环境之间的物质和能量交换，以及生物体内物质和能量的自我更新过程，叫作新陈代谢，包括合成代谢和分解代谢两方面。合成代谢是指生物体把从外界环境中获取的营养物质转变成自身的组成物质，并且储存能量的变化过程。分解代谢是指生物体能够把自身的一部分组成物质加以分解，释放出其中的能量，并且把分解的终产物排出体外的过程。肠道是人体最大的消化器官，其中的益生菌参与人体的消化、吸收与排泄。能量代谢则是指生物体与外界环境之间能量的交换和生物体内能量的转变过程，可细分为储存能量和释放能量两部分。

2.2.3.2　人体基础代谢率

人体的基础状态是指人处在清醒而又非常安静，不受肌肉活动、环境温度、食物及精神紧张等因素影响时的状态。人体在室温 18℃～25℃，空腹、平卧并处于清醒、安静的状态（称为基础状态）下，维持心跳、呼吸等基本生命活动所必需的最低能量代谢，称基础代谢（basal metabolism，BM），其数值与性别、年龄、身高、体重、健康状况有关。基础代谢的能量消耗构成机体能量消耗的重要部分，是研究人体能量消耗以及能量需要的重要依据。

机体产生的能量最终全部变为热能，因此为了比较不同个体能量代谢的水平，可用机体每小时每平方米体表面积散发的热量 [kJ/(h·m²)]，即基础代谢率（basal metabolic rate，BMR）来表示，其不超出或不低于正常值的 15%，均属正常。基础代谢率的测定是临床诊断甲状腺疾病的主要辅助方法，甲状腺功能亢进时基础代谢率可明显升高，甲状腺功能低下时基础代谢率则明显降低。

基础代谢率的有关计算公式：

$$基础代谢率（\%）＝（脉率＋脉压）－111$$

其中，脉率指动脉搏动的频率，即每分钟体表动脉搏动次数，正常情况下与心率一致，与呼吸的比例为 4:1～5:1；脉压指收缩压和舒张压之间的差值，医学上又叫脉搏压，正常范围是 30～50 mmHg，一般大于 60 mmHg 称为脉压增大，小于 20 mmHg 称为脉压减小。

要进行基础代谢率测定，应至少在测定前 12 小时停止进食，于室温（20℃）下静卧休息半小时，保持清醒状态，不进行脑力和体力活动等。

基础代谢率的影响因素：

（1）体表面积。身材不同，人体的基础代谢总量显然不同，基础代谢率与人体的体表面积成正比例关系。

（2）年龄与性别。女性的基础代谢率略低于男性。婴儿时期，因为身体组织生长旺盛，基础代谢率最高，以后随着年龄的增长而逐渐降低。

（3）环境温度与气候。环境温度对基础代谢率有明显影响，在舒适环境（20℃～25℃）中，基础代谢率最低；在低温和高温环境中，基础代谢率会升高。当环境温度过低时，人体会试图维持体温，可能导致基础代谢率升高；当环境温度较高时，因为散热而需要出汗，呼吸及心跳加快，基础代谢率也会升高。

（4）甲状腺功能。甲状腺素可以提升细胞生化反应的速率。因此，甲状腺素的增多即可引起基础代谢率的升高。基础代谢率的测定是临床上甲状腺功能亢进的重要诊断指征之一。甲状腺功能亢进者，基础代谢率可比正常平均值增加 40%～80%；甲状腺功能低下者，基础代谢率可比正常值低 40%～50%。

（5）其他因素。除了上述因素，影响人体基础代谢率的还有药物及交感神经活动等其他一些因素。

2.2.3.3 人体所需热量

人体每天所需的热量与体重、身体活动程度有关。一般而言，一个 60 kg 标准体重的人，在休息状态时一天需热量 1500～1600 大卡〔1000 卡（cal）＝1 大卡（kcal）＝4.1858 千焦（kJ）〕；如果是中等活动量，一天需热量 1800～2000 大卡。但是人体有一个很奇妙的现象，当我们食物的摄取热量不足时，人体本身会制造热量，此种内生性热量主要来自肝糖原分解及脂肪分解，肝糖原分解产生葡萄糖，一天最多可达约 720 大卡的热量；而脂肪分解产生脂肪酸及甘油，甘油可以转变成葡萄糖供细胞利用，而脂肪酸可以转变成酮体，供细胞（包括神经组织）利用。因此，当一个人皮下脂肪很多（肥胖者）时，脂肪组织就是一个内在的能量来源，可以分解出来供应人体新陈代谢所需热量。

我们常说每餐要吃多少卡路里，究竟你每日需要多少卡路里呢？可依性别、年龄、身高、体重计算一日所需的卡路里，计算方式如下：

男性：〔660＋1.38×体重（kg）＋5×高度（cm）－6.8×年龄〕×活动量

女性：$[655+9.6×体重(kg)+1.9×高度(cm)-4.7×年龄]×活动量$

一般人的活动量为 $1.1\sim1.3$，活动量越大计算数值便越大。例如，身高 156 cm、体重 46 kg 的 18 岁女性，活动量取 1.2，每日所需卡路里为 1570 大卡。一般来说，成人每天至少需要 1500 大卡的热量来维持身体机能，这是因为即使你躺着不动，你的身体仍需热量来保持体温、心肺功能和大脑运作。

基础代谢消耗会因个体间身高、体重、年龄、性别的差异而有所不同。控制卡路里摄入并适当锻炼是一种相当有效的减肥方法，也被大多数医师看作最健康的减肥途径。其机理很简单，当每日摄入的热量不足以提供身体的能量消耗，人体就会调用其内存储的糖类和脂肪，当脂肪被分解并为身体提供能量时，减肥过程就开始了。要注意的是，每天摄入的卡路里一般以不少于 800 大卡为宜，否则人体会通过降低身体机能来弥补能量摄入不足的情况，通常会造成头晕、乏力，而且基础代谢消耗的减小也会影响到减肥的效率。

2.2.3.4 新陈代谢影响因素

人体新陈代谢主要受下列因素影响：

（1）年龄。一个人越年轻，新陈代谢的速率就越快。这是由于身体在生长造成的，尤其在婴幼儿时期和青少年时期，生长速度更快。

（2）体表面积。人的体表面积越大，新陈代谢就越快。两个体重相同、身高不同的人，通常个矮的会比个高的新陈代谢慢一些。

（3）性别。男性通常比女性新陈代谢的速率快，普遍认为这是由于男性身体里的肌肉组织的比例更高。肌肉组织即使在人休息时也在活动，而脂肪组织活动量很低。

（4）运动。通常在剧烈的体育运动过程中和活动结束后的几个小时内，人体的新陈代谢会加速。

2.2.4 人体肥胖标准

体脂率是指人体内脂肪重量在人体总体重中所占的比例，又称体脂百分数，它反映了人体内脂肪含量的多少。肥胖会增加罹患各种疾病的风险，如高血压、糖尿病、高血脂等。而打算怀孕的女性也不能忽视肥胖引起的妊娠并发症与难产的风险。因此，保持良好的饮食方式和生活习惯是保持体重和健康的最佳途径。2012 年 10 月，英国一项研究显示，对那些体重超标且想利用早上时间锻炼减肥的人来说，在早饭前锻炼比早饭后锻炼的效果更好。

身体质量指数，即 BMI（body mass index），是世界公认的一种评定肥胖程度的分级方法。世界卫生组织（WHO）也以 BMI 来对肥胖或超重进行定义。把一个人的体重（单位为 kg）除以身高（单位为 m）的平方，就能得到这个人的 BMI。这个计算方法可以追溯到 19 世纪初，由一位比利时统计学和社会学家发明，至今仍然是评估大多数人身体状况的重要参考。

要真正量度患者是否肥胖，体脂率往往比 BMI 更准确，而腰围身高比又往往比体脂率好。还有一个更好的方法是观察内脏脂肪的情况，若内脏脂肪正常，就算腰围很大、体脂率很高，健康风险通常也不会变高。

中国肥胖问题工作组根据 20 世纪 90 年代中国人群有关数据的汇总分析报告，首次提出了适合中国成年人的肥胖标准：BMI$\geqslant$24 为超重，BMI$\geqslant$28 为肥胖；男性腰围$\geqslant$85 cm，女性腰围$\geqslant$80 cm 为腰部肥胖标准。但并不是每个人都适用 BMI 作为肥胖判断标准，如未满 18 岁的青少年、运动员、正在做重量训练的人群、处于怀孕或哺乳期的女性、身体虚弱或久坐不动的老年人群就不适用。

2.2.5　人体能量来源

关于人体能量的来源，总的来讲有如下几个方面：①阳光。阳光可以直接供给人体热量，带给人们温暖。②氧气。空气中的氧气在体内代谢中发挥的作用充分说明了其存在的价值。③食物。已知人体靠摄取食物获得能量，食物通过新陈代谢被分解氧化，同时释放能量，其中一部分直接以热能形式维持体温恒定并散发到体外，其他为肌体所利用的能量最终也都转化为热能散发到体外。人体依靠糖、脂肪和蛋白质三大营养素供给能量，这三种物质在氧化成水和二氧化碳的过程中会释放大量的能量供机体使用。

图 2—1 为中国营养学会（2022）提出的平衡膳食宝塔。

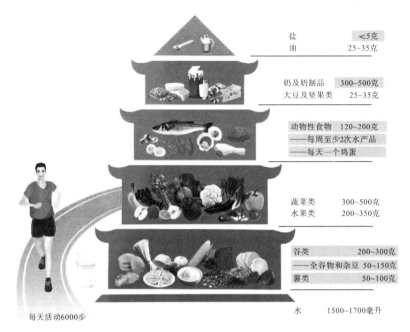

盐 <5克
油 25~35克

奶及奶制品 300~500克
大豆及坚果类 25~35克

动物性食物 120~200克
——每周至少2次水产品
——每天一个鸡蛋

蔬菜类 300~500克
水果类 200~350克

谷类 200~300克
——全谷物和杂豆 50~150克
薯类 50~100克

每天活动6000步

水 1500~1700毫升

图 2-1 平衡膳食的宝塔图谱

一般来讲，能量为三大产能营养素热量之和：

能量＝蛋白质产能＋脂肪产能＋碳水化合物产能

即：

能量＝蛋白质×17＋脂肪×37＋碳水化合物×17

可见脂肪含有的能量是最高的。不过我们却不可过多地摄取脂肪，否则会增加罹患高脂高胆固醇血症的风险，对机体的危害明显。

就比例而言，碳水化合物提供的能量应占每天能量消耗的 60% 左右，脂肪占 25% 左右，蛋白质占 15% 左右。由此可见，碳水化合物在其中所占的比例是最高的，因此每餐都应有主食，补充粮谷类食物。国际上一般认为健康成年人每天每公斤体重需要 0.8 g 的蛋白质，我国则推荐 1.0 g，这是由于我国人民膳食中的蛋白质来源多为植物性蛋白，其营养价值略低于动物性蛋白。蛋白质的需要量还与劳动强度有关，劳动强度越高，蛋白质的需要量越大。中国营养学会推荐的供给量标准中，正常 18~45 岁的男性，从事极轻体力劳动，每日蛋白质供给量为 70 g；若从事极重体力劳动，则升高至 110 g。在特殊生理状态下的人群，蛋白质供给量亦有变化。如妊娠 4~6 个月的孕妇，每日蛋白质摄入量在原量基础上增加 15 g；妊娠 7～9 个月的孕妇和乳母，在原量基础上增加 25 g。正常人群一日三餐的比例一般为 3∶4∶3，把每一餐都搭配好，才能更好地保证每天获取到足够且适宜的能量。

GI 值为升血糖指数，是血糖上升程度的指标。营养学上常常用 GI 值来评估食物对血糖的影响。一般认为升血糖指数低的食物更容易填饱肚子，从而可以更有效地控制热量摄入。而高 GI 值的食物会加速血糖上升，从而导致胰岛素的分泌骤升，以促进脂肪合成。GI 值通常以小于 55 为低，大于 70 为高。

2.2.6　平衡饮食

食物搭配五原则：第一，食物结构的组成比例搭配，即碳水化合物、蛋白质、脂肪和蔬菜水果的搭配。第二，粗细搭配，即将五谷杂粮和薯类纳入主食（如将土豆、山药、地瓜蒸熟食用替代部分全食），或用杂粮面做成馒头、面条或粥。粗细搭配可以增加人体对膳食纤维、矿物质和维生素的摄入。第三，荤素搭配，这里的荤不仅指畜禽肉和水产类，也包括提供优质蛋白质的蛋、奶，每一餐最好有上述食物中的至少一类，同时搭配素食类（五谷和蔬果）。这样可避免荤多素少导致的膳食纤维不足及能量超标的问题。第四，干稀搭配。建议每一餐都做到干稀搭配，比如早餐有牛奶或杂粮粥，中午有汤，晚上有汤面，如此也可保证人体摄入较充足的水。

饮食平衡，具体而言应注重：①量，依据生理需求来确定，若以饱胀感估摸，则七分为宜。②规律性，进餐时间有规律，同时注意早、中、晚餐的分配比例（3∶4∶3），正常情况下不提倡夜宵。③摄入食物营养要素的搭配，能量和营养要素供给要综合平衡，碳水化合物、蛋白质、脂肪的比例通常为60%∶15%∶25%。④不可忽视每日配搭蔬菜的种类（5～9 种）及水果的种类（3～5 种），建议每人每天至少应吃约 350 g 蔬菜、约 200 g 水果。

2.2.7　人体能量守恒

人体能量的消耗主要有三个部分：第一个部分是基础代谢率，占了总热量消耗的 65%～70%；第二个部分是身体活动，占总热量消耗的 15%～30%；

第三个部分是食物热效应，占的比例最少，约 10%。这三者的比例大致固定。所谓食物热效应（TEF），是指由于进食而引起能量消耗增加的现象。人体在摄食过程中，除夹菜、咀嚼等动作消耗的热量外，因为要对食物中的营养素进行消化吸收及代谢转化，还需要额外消耗能量。营养学家把这种因为摄入食物而引起的热能的额外消耗称为食物热效应，又叫食物的特殊动力作用（SDA）。

人体能量守恒即能量的利用限度，超过此限度，便会产生副作用。副作用包括：血糖升高，尤其是血糖的冲击或持续升高都会对胰岛细胞造成刺激，长期的与一定程度的刺激会使细胞功能逐渐减退、衰竭；脂肪的储备增高，代谢紊乱及肥胖；蛋白质过多会带来器官负荷过重，甚至损害等问题。守恒是度量，属于物理、化学、哲学等范畴，在人体内包含生物学、生化学的演变过程。生物学进化的规则即用进废退。器官、组织细胞接受刺激的饱和度或损伤界限是值得我们关注和研究的，第一个层面是口腔、食道、胃肠的功能和容量，第二个层面是外分泌的功能和质量，第三个层面是内分泌的功能和质量。

人体的能量守恒可理解为一种平衡，给我们以下启示：能量是人体存活的基本条件，能量乃机体唯一的活力之源，只有合理、适当的能量补充，机体才能保持活力和健康。当机体摄入与消耗的能量不能维持平衡时，要么出现肥胖、超重，要么就是消瘦、体重减轻。在当今物资充沛的背景下，肥胖、超重是较常见的，所带来的疾病负担、社会家庭负荷显著增加，当然最要紧的是对健康的损害。如高血压、糖尿病、冠心病、肿瘤等慢性病的发生发展均与之相关。超重、肥胖被称为现代病或富贵病，并演变为较严重的社会病。对此，维持能量平衡的重要性显而易见，机体的能量守恒便凸显其价值。

人体能量守恒即机体能量进出的恒度，是维持机体健康的能量平衡状态。此可谓健康的新理念，对慢性病的防范有着十分重要的作用。能量平衡状态的实现为我们预防治疗前述慢性病等开辟了全新的理念和方法。在能量平衡方面，既有一个摄入与消耗的通则，又可以因人而异测算得出个体化的平衡数值。不管是通则还是个体化的数值，都可以用于指导我们每天的能量摄入，为健康提供保障。另外，人体的能量守恒观念的科学合理运用，还可能给低碳、环保带来益处。

参考文献

恩格斯. 路德维希·费尔巴哈和德国古典哲学的终结 [M]. 中共中央马克思恩格斯列宁斯大林著作编译局，译. 北京：人民出版社，2018.

列宁. 唯物主义和经验批判主义 [M]. 中共中央马克思恩格斯列宁斯大林著作编译局，译. 北京：人民出版社，2015.

聂玉昕. 中国大百科全书（74 卷）[M]. 2 版. 北京：中国大百科全书出版社，2009.

Edward W. A new proof of the positive energy theorem [J]. Communications in Mathematical Physics，1981，80（3）：381—402.

王翔朴，王营通，李珏声. 卫生学大辞典 [M]. 青岛：青岛出版社，2000.

王季陶. 现代热力学：第二定律的一种新表述 [M]. 北京：科学出版社，2016.

吴清才，王宪民. 人体散热稳定度影响因素的理论分析 [J]. 航天医学与医学工程，1998，11（3）：194—197.

Threlkeld J L. Thermal environmental engineering [M]. 2nd ed. New Jersey：Prentice-Hall Inc，1970.

张汝果. 航天医学工程基础 [M]. 北京：国防工业出版社，1991.

中国营养学会. 中国居民膳食营养素参考摄入量 [M]. 北京：中国轻工业出版社，2006.

WHO. World Health Statistics 2018：Monitoring health for the SDGs [C]. 2018—06—06.

Flegal K M，Kit B K，Orpana H，et al. Association of all-cause mortality with overweight and obesity using standard body mass index categories：a systematic review and meta-analysis [J]. JAMA，2013，309：71—82.

Després J-P. Taking a closer look at metabolically healthy obesity [J]. Nature Reviews Endocrinology，2022，18：131—132.

World Obesity Federation. World Obesity Atlas 2023[EB/OL]. [2023—06—09]. https：//www. worldobesity. org/resources/resource—library/world—obesity—atlas—2023.

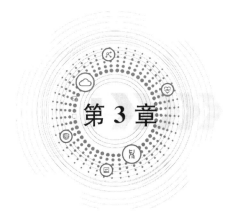

第 3 章　临床流行病学与循证医学

3.1　从临床流行病学和循证医学的发展史观察医学的进步

3.1.1　临床流行病学和循证医学的发展史

临床流行病学（clinical epidemiology）始于 20 世纪 30 年代，其是在临床研究和医疗的实践中，创造性地将流行病学及卫生统计学的原理和方法有机地与临床医学相结合，发展和丰富了临床研究的方法学，从而深化了对疾病发生、发展和转归整体规律的认识，提高了对疾病的诊断和治疗水平，从而在临床医学领域进一步发展了现代流行病学。临床流行病学学科的成型经过了三十多年临床医学的科学研究与临床实践。

自 1960 年布拉格国际流行病学会议以后，流行病学的研究范围基本上已从传染病扩大至各种疾病，甚至超出了疾病的范畴，扩大到研究人群的健康状况，包括环境、劳动卫生、临床疾病、遗传疾病等。流行病学又被视为方法学，在国外，流行病学已形成很多分支，如临床流行病学、遗传流行病学、职业流行病学、环境流行病学等，这是专题研究深入发展的必然趋势，特别是临床流行病学发展迅速，已形成了较为完整的体系。国际临床流行病学网络（international clinical epidemiology network，INCLEN）于 20 世纪 80 年代初成立，旨在通过发展临床流行病学单位（clinical epidemiology unit，CEU）来加强发展中国家的医学研究能力。这些单位的作用是利用临床流行病学、生物统计学、卫生经济学和卫生社会科学的方法，推动临床和卫生保健决策研究的开展。培养高级临床流行病学人才的 INCLEN 第一期项目分别在美国、加拿大和澳大利亚建立了共计 5 个国际临床流行病学资源和培训中心（international clinical epidemiology resource and training center，CERTC），在 22 个国家建立了临床流行病学单位，并出版发行《临床流行病学杂志》（*Journal of Clinical Epidemiology*），每年召开一次国际学术会议。20 世纪 90 年代初，INCLEN 开始进入第二期项目，宗旨是：在最可靠的临床依据和有效使用卫生资源的基础上，促进临床医学实践，从而改善人民健康。

1967 年，加拿大麦克马斯特大学里一群具有创新思想的教育家计划并建立了一所全新的医学院，年仅 32 岁的戴维·萨克特（David Sackett）就任该学院临床流行病学与生物统计学系的首任主任。在麦克马斯特大学任教的 25 年中，他为医学生特别开设了一门基于问题探讨的课程，创办了一份新杂志，指导撰写了一本有影响力的教科书。1994 年，萨克特晋升为麦克马斯特大学教授，任内科全科系系主任。同年前往英国，在牛津大学建立了世界上第一个循证医学中心（center for evidence-based medicine），并担任牛津大学国家卫生服务部循证医学中心临床流行病学教授。他主编及参编了 8 本著作，参与过 60 本书籍的撰写，在临床与科学杂志上发表 300 余篇论文。因临床、科研和教学工作的突出贡献，萨克特获得了很多奖励。作为麦克马斯特大学临床流行病学与生物统计学系的创始人，萨克特在怎样测量治疗措施的疗效，特别是在怎样评估不同形式的治疗措施的有效性方面做出了突出贡献。基于精确的模式和创新的方法，萨克特强调了实施临床试验的重要性，及其他客观证据在评估各种可能的治疗措施时的作用，以及评估怎样使这些治疗措施对病人更有效。他主编的《临床流行病学：临床医学的基础科学》（*Clinical Epidemiology：A Basic Science for Clinical Medicine*）成为该领域的经典教材，是临床医生从事临床医学科学研究和指导临床医疗实践十分有用的理论与方法学，对促进临床医学的发展有着重要价值。在长期的临床实践中，萨克特认为，流行病学的一些策略和方法应以患者而非群体为研究对象，从而走上一条提高诊断水平和治疗效果的康庄大道。在 20 世纪 70 年代临床流行病学发展的基础上，20 世纪 80 年代初，萨克特等将临床流行病学的方法和原理用于指导临床实践，探索基于临床问题的研究，提高临床疗效，为循证医学的产生奠定了重要的方法学和人才基础。

1948 年，英国医学研究会（medical research council，MRC）发表了世界上第一个临床随机对照试验（randomized controlled trial，RCT），肯定了链霉素治疗肺结核的效果。1951 年，美国宾夕法尼亚大学的 Robert Austrian 教授发表了一个类似试验，确定了青霉素治疗肺炎链球菌肺炎的效果。临床随机对照试验方法的提出、成功实施和不断完善，堪称临床医学发展的里程碑。这给了科克伦（Cochrane）巨大启示，为他的怀疑找到了最好的解决方法。他从此开始倡导并实施临床随机对照试验。1972 年，科克伦的著作《疗效与效益：健康服务中的随机反映》出版，书中明确提出，由于资源终将有限，因此应该使用已被恰当证明有明显效果的医疗保健措施，应用随机对照试验之所以重要，是因为它比其他任何证据更为可靠。该书一经问世便备受关注，很快就被译成多种语言，成为临床流行病学发展史上里程碑式的经典巨著，并催生了 20 世纪末伟大的医学理论——循证医学的诞生。尽管如此，科克伦的探索并未停止，随着临床随机对照试验的不断发展，样本量悬殊，质量良莠不齐，结论相互矛盾，新的问题随之而来。针对特定病种和疗法进行的随机对照试验，临床医生又该根据哪个试验的结论来指导临床决策呢？科克伦与其同事经过不懈探索，终于在 1979 年提出，应根据特定病种/疗法，将所有相关的 RCT 联合起来进行综合分析，并随新的临床试验的出现不断更新，以便得出更为可靠的结论。他们将这一崭新理论付诸实践。1987 年，Iain Chalmers 等根据妊娠与分娩的 RCT 结果撰写的系统评价，肯定了糖皮质激素治疗有早产倾向者是有效的。该结果在欧洲推广，降低了欧洲新生儿死亡率的 30%～50%。系统评价的结论发挥了巨大作用，这成为 RCT 之后的又一个里程碑。此后，科克伦进一步指出其他专业也应遵循这种方法，使这一思想真正得以完善。从提出问题到寻找答案，并付诸实践，进行后效评价，提出新的问题……不断探索、止于至善。1993 年，以"Cochrane"命名的全球医疗卫生协作网建立。至今，Cochrane 协作网已成为遍及世界 5 大洲，由参与者共同制作、保存、传播和更新医学各领域的系统评价，为临床治疗实践和医疗卫生决策提供可靠科学证据的全球性网络。科克伦追求卓越，强调医疗服务的成本效果，强调人文关怀的医疗理念，使得更多的人群受益。

美国耶鲁大学内科学与流行病学教授阿尔文·芬斯坦在其职业生涯中发表了超过 400 篇学术论文，编写了 6 本重要教科书，其中《临床判断》（*Clinical Judgment*，1967）和《临床流行病学》（*Clinical Epidemiology*，1985）是临床流行病学中被广泛引用的书籍。芬斯坦为《慢性病杂志》（*Chronic Diseases*，1982—1988）担任过编辑，也亲自创办过《临床流行病学杂志》（*Clinical Epidemiology*，1988—2001），并担任杂志编辑。芬斯坦在去世前一直不忘对医学的热情和责任，在生命健康面临巨大威胁的情况下，完成了最后一项工作——《医学统计学原理》（*Principles of Medical Statistics*，2002）的撰写，为现代医学留下了宝贵的资源。

国际临床医学界及著名临床医学期刊基本上都应用了临床流行病学的理论、方法作为评价相关质量的标准。我国于 1980 年派出了五名临床与流行病学专家赴伦敦剑桥大学参加首届国际临床流行病学讲习班学习，从此引进了本学科的新知识与新概念。20 世纪 80 年代初，原四川医学院和原上海第一医学院相继派出专业人员赴国外接受该学科的正规培训。1983 年，我国的 13 所部属院校接受世界银行贷款项目，即临床研究的设计、测量与评价（design，measurement and evaluation on clinical research，DME）培训项目，在上海医科大学、华西医科大学和广州中医药大学建立了 3 个国家级 DME 培训中心。1989 年，首届临床流行病学/DME 学术会议及中国临床流行病学网（China clinical epidemiology network，CHINACLEN）会议召开。1993 年，中华医学会临床流行病学学会在北京成立，首任主任委员为华西医科大学附属第一医院的王家良教授。

3.1.2　临床流行病学研究现状

临床流行病学是适应现代医学发展的需要而产生的。与医学其他学科相比，临床医学研究一直处于落后状态。一方面，由于医学发展长期以来基于经验医学，个人的经验在医学发展中占有很大比重；另一方面，医学研究的对象是人，人的生物和社会两重性决定了临床医学的难度和复杂性。人群间存在较大的变异，而个体的疾病易感性也有着较明显的不同。患同样疾病的人，病情严重程度、分型、临床表现、对药物的敏感性以及预后情况也不尽相同。这些变异的存在使我们不可能用同一种模式或标准去做判断，也使临床研究可能出现差误。而变异的规律性分布（如正态分布）可以帮助我们了解变异的大小。同样，机遇和偏倚的问题是在临床研究中必须加以解决或控制的，仅靠传统医学的手段和方法是不可能解决这些问题的。因此，必须依靠流行病学和医学统计学的原理和方法，从宏观、综合的角度辩证地去分析、解决临床上出现的各种问题，才有可能得出较为客观、科学的结论。人的社会性要求临床工作还要考虑人的社会学特点，以及临床实践的成本效益关系。因此，社会学和经济学的一些知识、方法也被应用于临床医学工作。

流行病学是从人群的各种分布现象入手，将分布作为一切研究的起点。临床流行病学也不例外，其研究对象是患者或疑似患者的群体。通过对患者群体进行研究，临床医生可以对疾病的早期发现、早期治疗以及对疾病发生、发展和转归规律有更加全面而深入的认识。这一过程一方面需要千万个高水平的临床流行病学工作者和临床学者的努力，另一方面也对高水平的临床医生与医学科学家的素质和能力提出了很高的要求，需要对临床流行病学原理与方法有深入的了解。因此，临床流行病学的原理和方法是高质量临床医学人才必须认真学习和掌握的知识与技能。

3.1.3　临床流行病学的特点和作用

临床流行病学主要具有以下几个特点：多学科相结合，相互渗透，产生优势；研究对象从个体演变为群体、从单纯治疗演变为社会防治；以科学方法促进流行病学从经验医学到临床医学的科学化发展。

临床流行病学用以指导临床应用流行病学、卫生统计学的基本原理和方法去发现和解决临床问题。它以设计（design）、测量（measurement）、评价（evaluation）三大核心作为临床科研方法学的中心内容，强调科学的研究设

计，针对研究的问题提出假说，应用流行病学的研究策略进行资料收集，依靠
统计学的方法进行资料测量和分析、验证假说，最后以临床流行病学的观点进
行评价。以上定义的基本含义是：①临床流行病学是从患病个体的诊治扩大到
患病群体的研究，以宏观的角度进行综合性研究；②临床流行病学以临床医学
为基础，并与流行病学、卫生统计学、卫生经济学及社会医学等多学科互相渗
透、结合；③掌握临床流行病学，用以提高临床科研的选题能力、设计能力、
误差控制能力和对研究结论的评价能力。因此，掌握临床流行病学的知识，有
利于提高临床医生的临床思维和科研素质。为了增强临床研究的质量，奠定良
好的可应用性基础，同时利于指导临床诊治的决策，促进临床医学从经验医学
向临床医学的科学化发展，与时俱进地推动临床流行病学与循证医学的发展是
十分重要的一项任务。

3.1.4 临床流行病学与循证医学的关系

临床流行病学与循证医学两者一脉相承，定位于临床研究的方法学，旨在
提高临床研究质量，产出更多更好的临床研究证据。循证医学是指导临床医疗
进行科学诊治决策的方法学，即任何针对患者具体临床问题所做出的有关诊治
决策，均应建立在最新最佳的科学证据基础之上，这是与传统的经验医学的最
大区别所在。在临床流行病学指导下的科学研究，可以为循证医学提供更佳的
临床决策证据。在临床实践中，如果我们能够不断地循证，不断地搜集汲取科
学和有效的外部证据，并与自身的经验和患者的需求结合起来，进行临床决
策，患者将会获得相对最佳的诊治效果，同时我们自身的临床知识和经验也会
获得最大程度的扩充。

临床流行病学是循证医学的基础，依靠临床流行病学的方法学支撑，循证
医学得以产生并壮大。循证医学是临床流行病学从临床科研方法学过渡为临床
实践方法学的一个飞跃，一方面临床流行病学的研究方法为循证医学提供了有
效的外部证据，另一方面临床流行病学的评论性判断方法能够帮助临床医生更
加有效地从众多的文献中挑选出科学和有效的外部证据，作为临床决策依据。
医生是临床实践的主体，患者是医疗服务的对象，向医患双方提供可靠、可
及、便捷的证据资源，是临床流行病学和循证医学的努力方向。

在今天的循证时代，流行病学是产生循证决策所需证据的研究方法论，流行病学又是决策者正确理解和利用证据所需要的基本知识。两者的核心问题可以说都聚焦到证据，前者是努力产生所谓的原始的证据，后者则重在对证据的整理、分析、评价及应用等。证据同义词在英文中有"evidence""proof""fact""knowledge"；而哲学对证据的定义为信念的基础（grounds for belief），为支持一个观点或信念的依据。证据是不同理性观察者之间达成一致的核心要素。在大量的临床实践中，我们的决策/结论应基于干预效果的系统综述，犹如高质量的全部证据的汇总。

3.2 以认识论思想促进循证医学的不断发展

循证医学的发生发展，给包括医学以外的一些领域带来了巨大的改变，可谓有力推动了整个医学的进步。在当下的医学领域，随处可见关于证据的研创、评价、应用以及循证实践广泛而深入的展开。这些行动目标指向十分明确，即患者或公众受益的最大化。在各种变化的情势下，循证医学也面临新的挑战，需要不断完善自身。

3.2.1 关于证据

3.2.1.1 实证：循证医学的基石

循证医学的出现在很大程度上与临床随机对照试验（RCT）相关，RCT给医学实践带来了科学的实证和经验理论。RCT是在我们尝试准确判断疗效的漫长历史中的最新发展成果。为满足严格评估快速增多的实验疗法这一需求，RCT的雏形即交替分组试验（alternate group test），在医学走向实证化方法（positive method）的过程中出现。RCT彻底改变了医学研究，提高了医疗质量。到今天，RCT已成为治疗证据的"金标准"，固然从发展眼光看不可否认其存在一定的局限性。RCT的发展过程还同时体现了科学、政治和经济的发展，对此的理解有助于我们更审慎和有效评估 RCT。临床实践和医疗卫生决策必须以"现有最好的证据"为循证医学的基本要求。作为里程碑意义的RCT，为循证医学的发生发展起到了真正的基石作用。大量充足的实践与证据说明，医学向实证化方法和系统化的转变是人类认知的巨大进步。

3.2.1.2　证据的演变

从林德对照试验、交替分组试验到 RCT 的产生，以及后来的 Meta 分析（Meta-analysis）和系统评价（systematic review），可以在某种程度上看到认识的发展过程。证据金标准的建立在一定时期有其自身不可替代的作用，且具有价值标向。值得称道的是，循证医学出现之初就持有与时俱进的先进理念，明确提出证据使用最新、最好的概念。这种与时俱进的观点是认识论发展的重要体现。从发展、环境、资源及条件等综合的角度考量，证据本身不具备唯一性。因多重因素影响着的复杂多变的客体，须要挖掘不同类型、层级的证据予以应对。从老五级、证据金字塔、新五级、牛津大学循证中心标准、新九级到指南加冠的证据分级等，多种证据分级都十分强调 RCT、Meta 分析及系统评价。评估、发展和评价建议的分级（grading of recommendations assessment, development and evaluation，GRADE）方法的出现显示了综合设计、质量、结果的一致性与证据的直接性，进一步提升了判断利弊的透明性。GRADE 更加关注质量、影响质量的因素和转化应用，从分级着手整合分类、分级和转化标准，受到高度重视，已成为证据质量、推荐强度分级新的里程碑。除此之外，证据的分类分级与应用方面有着数十种不同的方法和不同的出处，尤其一些批判性的声音带来了关于证据的有益发展。证据的演变始终是在证据定义的范围之内并与时俱进地展开的，罕有对证据整体地位的质疑或撼动。

3.2.1.3　证据新天地

医学的循证实践（evidence based practice，EBP），包括循证决策（evidence-based policy making，EPM）、循证社会科学（evidence-based social science，ESS）、循证教育（evidence-based education，EE）等，对证据有着一些更宽泛的认识和研究。与循证医学重要平台科克伦协作网（Cochrane 协作网）相并肩的国际循证社会科学协作网（Campbell 协作网）发挥了关键性的作用。以 EPM 为例，被视为后新公共管理时期的重要理论思潮，受到学界的广泛关注和重视。从本质而言，EPM 回应了公共政策领域的一个根本问题——公共政策学者如何将政策的研究成果转化为有效的决策？这一问题是实践者追寻理性决策的必然考量，也构成了公共政策研究的根本合法性基础。各国政府在政策文本中不断强调使用最佳证据做出有效决策，有的在国家层面形成了法案，学者也积极探索政策研究以及知识转化的种种议题。EPM 可谓正在全球范围掀起一场政策"有效性"（what works）变革的浪潮。人们仿佛看到一场决策领域的证据革命正在展开。

3.2.2　进一步认识医学

3.2.2.1　医学的本质

发生在 20 世纪后期的健康观和医学模式认识大转变，带来了医学观的深刻转变，既然疾病并非单一的生物因素或遗传因素所致，那么医学就不应只是看病而不见其人。借此，循证医学从两个方面进行了突破。一是冲破了医患的父子文化，即由医生说了算的单边决策模式；二是力主任何医疗行为均应以患者受益最大化为原则，决策中充分考虑影响患者的多重因素并权衡利弊。医学是科学性、人文性、社会性的统一。科学求真、人文求善，从本质上讲，医学既是人学也是仁学，它不仅是对个人命运的关怀，也是对人类命运的关怀。

3.2.2.2　医学当回应苦难

医学的主要内涵有治疗、照护、回应他人的苦难。希波克拉底誓言告诉我们，医学不只是技术，它是德、行、技、艺等的密切结合，这是誓言体现的内涵。医学是科学中最人文、人文中最科学的学科。循证医学的先驱者 David Sackett 当再次定义循证医学时，将其修正为证据、经验、患者意愿完美的结合。三者的有机结合在以证据为中心的循证医学里呈现出对患者需求的重视，这无疑为一种新的突破和飞跃。在此后的循证实践中，从患者的需求、意愿到医患共同决策、患者俱乐部及患者社区，一路走来越来越接近对他人、对人类苦难的回应。

3.2.2.3　医学关怀没有边界

希波克拉底曾有一句名言：医生有三件法宝，一是语言，二是药物，三是手术刀。在医疗服务中重视语言的作用，也正说明了医学是一门人学。抽去医学的人文性，就抛弃了医学的本质属性，医学就失去了应有的地位和意义。医学一端是人文关怀和科学技术，另一端是苦难中的人类需求。加拿大的 Trudeau 医生曾提道：有时治愈疾病，常常减轻患者痛苦，总是安慰。总是安慰是一种人性的传递，具有特别效应。富含关怀的言行不仅使患者感到温暖和安全，同时也能调动患者的积极因素，及时解除患者的心理隐患，增强患者战胜疾病的信心。循证医学以人为本，尊重他人生命和意愿，以患者利益至上及专注改善患者结局指标的理念，把医学人文关怀提升到一个新的历史高度，拓展到新的境地。关怀所带来的是患方合作—参与—共同决策—信心。

3.2.3　颠覆式的决策思维：医患共同决策

3.2.3.1　人人生而平等

对人人平等的概念的认识可追溯到公元前，《史记》中记载：法者天子所与天下公共也。人人平等作为法制的一个基本原则，在西方资产阶级革命时期被正式提出来。对人人平等的概念进行初析，主要包括人格的平等、权利的平等、义务的平等及待遇的平等四个方面。人人生而平等，平等的观念、价值和伦理理念紧密联系，并与文明社会的进步相向而行。就医患关系而言，虽然有其特殊性，但不应该也不可能剔除人人平等的思想理念。在所有医疗行为过程中，实际需要的是对人人平等内涵的融会贯通和科学合理的运用。

3.2.3.2　医患共同决策概念的形成

医患共同决策（shared decision making，SDM）是指医生告知患者治疗方案的疗效、益处以及风险，而患者告知医生其对疾病以及相关风险的看法和疑虑，最后医生启发患者对医疗过程中的诊治等相关问题做出正确合理的选择。其过程为医生与患者在充分讨论治疗选择（如获益与损伤等），并考虑到患者的价值观、倾向性及处境后，共同做出的最适合患者个体的健康决策。SDM 概念的提出，可追溯到 20 世纪 70 年代；90 年代，SDM 在英国被首次应用于癌症决策治疗。随后，麦克马斯特大学的 Charles 等进一步完善了这一理论体系，先后阐述了其含义、原则、概念框架、决策方法和步骤、决策主体及角色变化等。SDM 的关键特征应包括：至少有两名参与者，即医生和患者参与其中，双方共享信息，双方采取措施就优先的治疗方案达成共识，双方就实施的治疗方案达成协议。循证医学由注重患者意愿、价值建立起三维的临床决策模式，大大改变了唯医生经验的状况，以及后来一度片面的唯证据的临床决策模式。所谓共同决策，不只是信息共享，还包括情感相通、立场与共、利益诉求一致。深层次的交集是价值观，包括疾苦观、生死观、医疗观的协同与融通。共情是临床共同决策的基石，唯有共情，医生才能获得更多的疾病征象和真实体验。

3.2.3.3　SDM 从理念到实践

较早的临床研究结果显示，SDM 可提高患者参与医疗决策的积极性，增强他们的选择满意度等。在实践中，患者决策辅助工具（patient decision aids，PtDAs）得到应用发展。系统评价表明，患者决策辅助工具可以促进患者积极参与决策，向患者提供有关选择和相关利弊的信息，并帮助保持决策和个人价值观之间的一致性。2010 年的萨尔茨堡共同决策声明呼吁临床医生将 SDM 视为道德要求，激发医患双向、准确和个性化的信息交流，为患者及其家属提供资源并帮助其做出决策。欧美多国制定了有关法案、政策，力挺医患共同决策的实施。2015 年，英国最高法院案件推翻了数十年的医疗家长作风，赋予患者参与临床决策的主体性和合法性，共同决策被认为是实现这种实质性和必要变革的唯一方法。2001 年，国际医患共同决策会议（international shared decision making，ISDM）于牛津大学首次召开，致力于促进合作，提出和交流新的研究成果及方法。近年来，国内就 SDM 在不同疾病人群的临床决策中的应用进行了相关研究，并取得较好的收效。研究覆盖的领域有心血管科、肿瘤科、精神科、骨科等。在 SDM 的认识上，实现着这样的递进过程：知情同意—共享决策—共同决策。

3.2.4　促进循证医学不断发展

3.2.4.1　认识论的指导性与重要性

认识论基本原理认为，认识的根本任务是使人们的认识符合客观实际及其发展规律，透过现象看到本质，并不断地由感性认识上升为理性认识，发现真理，发展真理。认识具有无限性、能动性，是不断发展的，因此对真理性的认识也是无穷尽的，需要与时俱进。科学随认识而发生、发展，认识是科学的基础，通过正确的认识开创科学的理论，反之科学的产生与发展有助于形成正确的认识。在科学发展的历史上，无论是传统实证主义（traditional positivism）还是逻辑实证主义（logical positivism），实证的方法始终是推动人类思想和实践进步的重大力量，一个无可置疑的事实是，近现代科学的发展建立在实证基础之上。所谓认识论，是关注人类知识问题的理论，重点研究人类知识的起源、本质、界限等。循证医学吸取着认识论中经验论、唯理论和批判论等的长处和优势，避免了教条式的理解，强调以证据为中心，同时考虑理性推理的作用、经验的作用和道德的作用。循证医学更是将知识置于医学实践的中心地位，同时十分强调实践的重要作用。认识论理念与循证医学的发生、成长存在十分密切的关联性，并正在有力地促进着循证医学不断向前发展。

3.2.4.2　走向循证科学

源于循证医学的循证理念和循证实践，自 20 世纪末以来迅速在社会科学、管理学、教育学、环保学等诸多领域广泛兴起并得到有效运用，循证科学（evidence-based science，EBS）可谓应运而生，一经问世即展现出认知上的突破，受到社会及各方的高度重视。归纳整理循证理念在不同学科领域的具体应用，同时分析循证理念的基本要素、实现途径、循证体系的结构和运行方式，以及场景应用等问题，有效推动了循证科学的建设与进展。在管理政策和实践中强调证据的作用是受一系列因素影响的，包括公众受教育程度和获取信息能力的提高、信息技术支持下各类数据利用率的爆发式增长、研究群体在规模和能力上的提升、对政府效率和国际竞争力的日益重视，以及对政府的监督和问责制的日益重视等。从科学决策的开启和演进来看，证据的核心作用愈发彰显并无可替代。科学决策因证据而得到肯定，因证据而产生效力，因证据而不断发展。未来的循证科学将成为各学科交叉互融、集成创新的方法学共享平台。

3.2.4.3 批判是发展的动力

先行发展起来的循证医学无疑是对原有经验医学的一种批判，即对一些过时、不合理方面的质疑和批判。用循证医学理念开展重新审视、检验与论证，进而扬弃、完善，不断推进现代医学的发展。实际上从一开始到现在，这样的批判并非全盘否定，而是再认识，即认识进步基础上的建设性作为。唯有认识的不断觉悟、不断提高，才能带来医学的飞跃发展，循证医学正是从认识的高度展开了一场审视—批判—扬弃—构建的医学变革。循证医学在发展过程中也须开展自我认识和评价，这方面值得思考的问题如：①证据建设上怎样将真实世界研究（RWS）与 RCT 进行相互补充与完善；数据与证据的关联性，数据如何转换成证据以及如何加大对数据分析的倚重，用数据改进和完善决策机制；新的证据范畴与等级划分等。②证据及指南个性化应用场景，证据并非充分或唯一的问题等。③如何及时有效地评价不断出现的新方法、新研究成果，如多样化的患者的登记系统研究、IPD Meta 分析（individual participant data Meta-analysis）研究等。④循证医学三要素的新认知。⑤循证医学的系统性及整体性的认识与实践，怎样走出循证医学的误区等。

3.2.4.4 从理念到目标的统一性

以人为本、与时俱进、求真求善、追求最佳，可视为循证医学的基本理念。而决策必须基于"现有最好的证据"，有证评证、用证，无证创证的证据观随时空演变。证据、经验、患者意愿，加上资源状态（如何在有限的资源中使健康获益最大化），叠合为一个具有整体性的循证概念。今天，证据仍然是十分关键的要素，证据的质量、一致性、判断利弊的透明性以及对证据的评价更加受到重视；而医生经验可视为非单一的证据补充，是实践与认识规律的重要感知、体验，并可在一定程度上作为证据的补充。值得关注的是，GRADE的评价系统还注重转化的效用、患者的意愿和价值，可见证据的评价和证据本身也发生着明显的改变。致力于患者结局指标的改善，决策与患者价值观与偏好一致，获益的最大化、风险及弊害的最小化，是循证医学预定的价值目标。道德与伦理虽外在主要表现为尊重、沟通和共同决策，其实贯穿 EBP 的全过程。循证医学从基本思想、理念、实施到目标实现，都应更好地向着对医学本质、科学、道德等的统一性方向前行，同时彰显对真、善、美的追求。今天，认识论思想正促进循证医学更好地结合实证、实践和真实而不断地与时俱进，并实现着自我完善和接续发展。

3.3　适用于公共卫生的循证决策的概念及发展

循证决策源自循证医学。"慎重、准确和明智地应用当前所能获得的最好的研究证据，同时，结合临床医师个人专业技能和经验，考虑患者的意愿，将三者完美地结合起来，制定每个患者最佳的诊治措施"，这是循证医学之父戴维·萨克特（David Sackett）教授对循证医学所下的定义。从 1992 年循证医学正式提出，到 1993 年国际循证医学 Cochrane 协作网成立至今，循证医学已走过 30 余年，创造出非凡的成就。它为医疗工作者的实践提供了遵循的理念、方法及手段，是 21 世纪医学的主流方向。循证决策是近年来欧美等一些发达国家在政府决策中倡导的一种被普遍认同的做法，目标是使政府的政策更具合理性、科学性，使决策建立在经过严格检验而确立的客观证据之上，进而提高政府的决策质量，确保政策实施产生相对最佳的结果。

3.3.1　循证决策的兴起

3.3.1.1　循证决策的历史追溯

循证决策这个概念最早借鉴循证医学完善公共政策的想法，始于 1996 年，阿德里安·史密斯在就任英国皇家统计学会主席的演讲中建议"以证据为基础的方法"制定政策。1999 年，英国政府发布的《现代化政府》白皮书明确表示，将"证据"纳入政府决策。同年，英国政府内阁发布的《21 世纪的专业政策制定》报告明确提出了采用循证决策的理念，提高政策制定水平。该报告指出，政府现代化的一个主要驱动力是公共服务供给和以证据为基础的政策制定，并将"使用证据"看作提高政府有效性的一个重要途径。按照该文件，循证决策意味着：决策是建立在各种来源的最佳可用证据的基础上，而且在政策制定的初始阶段关键利益相关者就能够参与其中。2015年出版的《基于证据的政策制定：中英比较研究》提出，循证决策在英国兴起是受决策者需求推动的结果。1997年后，英国内阁办公室（Cabinet Office）推动了循证决策在政府部门的发展，而英国国内诸多的监督和监管机构对政府部门的严苛问责是政府寻求证据的原动力。有英国学者认为，在政策和实践中强调证据的作用是由一系列因素导致的，包括公众受教育程度和获取信息能力的提高、信息技术（IT）支持下各类数据利用率的爆发式增长、研究群体在规模和能力上的提升、对政府效率和国际竞争力的日益重视、对政府的监督和问责制的日益重视等。

至于循证决策在实践中的地位，除首推者英国政府外，其他国家同样给予了高度重视。2016年，美国国会成立了循证决策委员会，该委员会旨在负责研究政府如何更好地利用其现有数据为将来的政府决策提供证据。委员会成员将研究如何使用数据、如何建立证据，以及如何加强政府的证据建设工作。2017年10月，《循证决策基础法案》（Foundations for Evidence-Based Policy Making Act）被提出，旨在实施委员会公布报告的部分建议。2019年1月，时任总统特朗普签署了该法案，提出将采取措施来促进数据的可访问性和合法合理的使用，还推进了在联邦政府机构中设立首席数据官、首席评估官和首席统计官。2019年4月，美国白宫管理与预算办公室发布了《联邦数据战略》（Federal Date Strategy），概述了联邦机构在未来十年内将遵循的原则，被视为《循证决策基础法案》和CEP建议的实施工具之一。由此，循证决策得到了法律的保证。

3.3.1.2　政府是主要的决策者

政府作为公共事务的决策者，直接受到循证决策思想的影响。英国政府于1999年发布的《现代化政府》白皮书强调，在政府做出公共决策时，要充分考虑科学数据与传统经验的结合，将"拿数据说话"升华为"让证据说话"。

这让越来越多的管理者和决策者意识到证据在公共卫生决策中的重要性，开始接受从传统的经验式决策转变为以证据为中心的循证式决策。科学的证据质量分级是循证决策思想的精髓，也是将"数据"升华为"证据"的重要方法，使实践依照于严格的证据，摆脱了个体经验的偏见，初步实现了理论与实践的统一。但是随着循证决策的推进与普及，在日常纷繁的数据中，哪些才能称为证据呢？同样作为证据，它们的可靠性、实用性又有多大区别呢？如何寻找最佳证据指导实践呢？对于这些问题，在循证决策的发展与自我完善中，虽然尚不能完美地解释，但却提供了一种可供操作的路径。也可以说，循证决策的最大贡献并不只是提出了找寻最佳证据的原则，而是提供了一种确保人们遵循最佳证据的方法。而这一方法就是以证据分级的思想构建证据系统，即根据证据的级别高低分级，将可获得的最高级别的证据作为最佳证据。如果最高级别证据缺失，则采用次一级别的证据。照此方法，顺利完成两次转化，即实践（数据）到证据的转化，证据到最佳证据的转化。

3.3.1.3　循证决策兴起的促成因素

在 20 世纪末兴起的循证决策，有以下促成因素：①在最广义的层面，对循证决策日益增多的关注暗含着由理性主导的"现代主义"理念的持续影响；②风险社会中的复杂性和不确定性日益增多，导致公众在持怀疑态度的同时，要求政府基于严格的证据进行决策；③政治层面的新变化给循证决策的发展提供了契机，由于消费者被授予更多的权利，为循证决策的发展清除了一些障碍；④20 世纪 80 年代，管理上强调对项目评估、绩效指标体系和审计原则的关注，为循证决策的再次复兴奠定了基础。

3.3.1.4　公共管理的重要理论思潮

循证决策在全球范围备受青睐，被视为后新公共管理时期的重要理论思潮，近年来受到学界的广泛关注。从本质而言，循证决策回应了公共政策领域的一个根本问题——公共政策学者对政策的研究成果如何转化为有效的决策？这个问题是实践者追寻理性决策的必然考量，也构成了公共政策研究的根本合法性基础。从 20 世纪后期开始，循证决策的思想先后在英国、美国、澳大利亚、日本、加拿大等国传播开来。我国的卫生政策、科技政策等领域也能窥见循证决策的端倪。一些国家政府在政策文本中不断强调使用最佳证据做出有效决策，有的在国家层面形成了法案，学者也积极探索政策研究以及知识转化的种种议题。"无证据不决策"，在循证决策中，证据发挥着至关重要且不可替代的作用，而观其证据本身的建设性、开拓性、多样性及有效性，是十分令人鼓舞的。对此，人们仿佛看到一场决策领域的证据革命正在展开，可以肯定由此带来的影响是极其深远的。循证决策需要回应的基本问题是，证据的本质以及与之相关的实际运用。尽管证据在意义、相关性和重要性方面有很多解释，但它包含了客观信息以及与独立于观察者的现实有某种联系的概念。对于证据的界定，学术界尚没有统一的说法。有学者认为，在法律背景下，证据是用来在问题中证实某个事实或观点而被提供的信息。有学者则将证据界定为"为了说服某一特定群体有关真伪状态的任何信息，这些信息来源于现有的可用渠道以及在某一论证中被介绍的观点"。综合以上对证据的界定可以看出，证据从本质上被认为是一种用来证实或证伪的"信息"，蕴含着可得性和有效性的特质。尽管多数证据强调定量来源的信息，定性证据在循证决策中也发挥着重要的作用。同时，混合研究方法在循证研究中得到越来越多的重视。综合现有文献，学术界和实践界对证据种类的界定见表3—1。

表3—1　循证决策的证据种类

作者/机构	证据的种类
Pawson	（1）能够提供有关"What Works"的学术/研究的知识。 （2）在实际决策中有关"What Works"的专业和经验（技术），即政府部门和机构能更好地促进管理系统发展的知识
Head	（1）政治性知识和判断。主要包括政治行动者采纳和调整战略或战术、设置议程、决定优先顺序、说服和倡导、沟通关键信息和意识形态、塑造和回应问责的相关问题、构建支持联盟以及协调和妥协的分析和判断行为。 （2）科学（基于研究）知识。主要指能促进政策和项目改进的一系列学科和跨学科知识（经济、法律、社会学、公共管理、评估等），其中，RCTs被视为在政策领域最严格的方法。 （3）实践执行的知识。主要指管理者和专家在项目管理和执行方面的经验

续表

作者/机构	证据的种类
Marston 和 Watts	分为"硬证据"和"软证据"，其中，"硬证据"包括：（1）研究人员通过实验法收集的一手定量数据；（2）政府机构收集的二手定量数据；（3）访谈或者基于问卷的社会调查。 "软证据"则是指诸如民族志和自传材料的定性数据
Sutcliffe 和 Court	经过系统性过程收集的证据：（1）关键的调查和评估；（2）理论构建；（3）数据收集；（4）与政策和实践发展相关的分析和汇编；（5）行为研究
英国布莱尔政府循证决策实践	（1）专家知识；（2）已有的国内和国际的研究；（3）已有数据；（4）利益相关者咨询；（5）以往政策的评估；（6）适当的新研究；（7）来自互联网的二手资料；（8）咨询结论的分析；（9）政策选项的成本；（10）经济或统计模型的结果
美国布什政府PART 方针	（1）随机控制实验或者准实验研究；（2）长期项目评估；（3）历史性的绩效数据；（4）绩效与结果法案的战略计划；（5）年度绩效计划和报告；（6）财务报表；（7）有关项目有效性的报告
美国奥巴马政府循证决策实践	可以是定量或定性的，有多种来源，包括：（1）绩效测量；（2）评估；（3）统计序列；（4）回溯审查；（5）其他数据分析和研究
美国特朗普政府循证决策实践	四种主要来源：（1）政策分析；（2）项目评估；（3）基础事实结论；（4）绩效测量

3.3.2　循证决策的一般流程

3.3.2.1　不能仅凭经验做决策

20 世纪末，美国耶鲁大学教授、临床流行病学与循证医学开创者之一的费恩斯坦（Alvan R. Feinstein）完成了循证医学的程序化、模式化，由此而生的循证决策方法就是一种以"证据"为中心的程序化、模式化的决策过程。比如就公共卫生而言，它具备自然科学的属性，存在如同自然科学那样的证据逻辑，因此不能仅凭个人或小集体的经验做出决策，而是应该依据科学证据，针对差异性的环境因素，做出恰如其分的实践决策。不仅在制定公共卫生政策时可以依照可靠的客观证据，尽可能降低政策制定者的主观性，而且在公共卫生实践中也可以通过循证决策方法，遵循科学的步骤和理念，指导和控制实践的过程。最后再将实践效果反馈给研究者，以便于下次更好地决策和实践。

3.3.2.2 五个步骤

具体而言，一个完整的循证决策包括五个步骤：①原始证据的生产；②系统评价；③证据推广；④证据转化；⑤决策与反馈。

第一步，原始证据的生产，一般由学校或研究所建立相应的实践研究平台。例如牛津大学循证医学研究中心和哥伦比亚决策科学中心等常常以专题形式针对某一具体的公共卫生问题进行案例研究，比如太极拳对于预防老年痴呆的作用。第二步，系统评价，可以通俗地理解为"证据的生产"，常采用国际证据分级与推荐系统（GRAD）收集、选择和评估相关的原始证据。第一步中单个的原始证据在这一步中被转化为帮助决策的依据，它是产生决策依据的重要一步。牛津大学的 Cochrane 协作网和挪威的 Campbell 协作网是保存系统评价研究的重要证据库。第三步，证据推广，在系统评价完成以后，由学校与社会机构合作进行。例如麦克马斯特大学建立的循证决策网络推广平台，旨在收集各类系统评价证据并对其进行分类打分，以及制作简要操作说明或使用手册，方便证据传播。第四步，证据转化，通常由政府或专业机构在推广平台上发现需要的证据后联络证据的原始研究单位进行证据的转化，使证据更加适合当地的环境与风俗。第五步，决策与反馈，由政府或专业机构的决策者依据转化后的证据制定决策并实施，然后反馈实施效果至系统评价研究机构，以便不断修正证据。

3.3.3 循证决策对公共卫生决策的助力

3.3.3.1 有利于整合和提升现有成果的能效

循证决策的第二步是一种二次研究的方法，可以有效整合已有的单个公共卫生案例研究（原始研究），即通过归纳和总结大量现有的原始研究甚至质量不高的原始研究，得出可靠结论。在循证决策研究中，我们将采用随机对照试验的结论定义作为高质量的研究成果，但现实中由于各种约束条件，不可能每个公共卫生案例研究均能采用随机对照试验。不过，通过系统评价质量评估标准，即 AMSTA 标准，我们可以发现并非所有高质量的系统评价研究都纳入了随机对照试验结论，其同时也包含相对较低质量证据的公共卫生案例研究。无独有偶，国际证据分级与推荐系统对此也有类似观点。例如对于保健效果方面的系统评价，不但包含高质量证据，也包含中等质量证据，其中专家意见虽然在循证决策中属于中低级别证据，但是在研究背景中该证据为目前可获取的信度最佳的证据，所以该系统评价采用专家意见是可信且合理的，因此被确定为强推荐证据，由此产生的循证决策系统评价即是一个高质量的 Cochrane 系统评价。基于此，循证决策方法可以恰如其分地纳入各类现有的公共卫生案例研究证据，以产生高质量、可信赖的证据帮助公共卫生决策。

3.3.3.2　有利于促进知识和经验的共享

循证决策方法有助于全球性共享公共卫生知识和经验。为使循证决策研究具有普适性，在统计方法上常使用 Meta 分析修正相关试验效果，以获得更具有可推广性的结论。同时，在使用异质性较强的非本土群体循证决策系统评价结果时，可依据"适用性"原则对证据的推荐等级进行修正。同时，决策者们也不会因为复杂的学术问题而感到棘手。多数循证决策证据库还为使用者提供了便于阅读和理解的使用简介和证据概要，以便使用者更加快捷地利用研究结论。英国的效果评价摘要数据库致力于制作一页式使用指南，其领域涉及健康照护干预措施。挪威的 Campbell 协作网免费提供系统评价及各阶段报告。麦克马斯特大学的健康证据网主要负责生产公共卫生干预的使用手册，此外还会为每个系统的评价质量打分。

3.3.3.3　有利于提升科研创新的效率

循证决策领域所使用的证据库有别于通常意义的数据库，因此要求搜索者具备一定的专业检索知识（如编写检索式等），并且要求检索者对待检索领域有一定程度的了解（如熟悉领域专业名词等），其效率之高是一般数据库所不能比拟的。随着循证决策被大家认可，越来越多的国际刊物也出台了循证研究板块以及相应的行文规范，如 PubMed 数据库的文章类型中，为循证研究专门添加了系统评价和 Meta 分析选项，以便检索者更加高效准确地找到目标文献。同时，为了避免研究资源的浪费，一般采用"Title registration"和

"Protocol"来提示未来研究不要重复申请此课题。在 Campbell 证据库中，"Title registration"表示研究正在题目论证与注册阶段，"Protocol"表示关于某课题的系统评价正在撰写过程中。也就是说，只有提交科学严谨且不重复的课题，才可以成功注册申请，这样不仅提高了研究效率和资源利用率，而且从源头上保证了研究的创新性。

3.3.3.4　有利于指导公共卫生决策者的决策

大多数学者特别强调在公共政策的改革过程中须加强证据观念，通过循证决策的方式尽量避免政策制定者的主观偏倚。在西方发达国家，这样的决策方式已经形成。各类循证决策平台保存了大量高质量的循证决策证据（系统评价），可为公共卫生决策者提供决策参考。以麦克马斯特大学建立的循证决策网络推广平台为例，截至 2015 年 1 月共存储了 3000 余条帮助卫生决策的循证决策系统评价，包括：政府应如何与卫生机构合作以改善居民健康水平；卫生组织财政管理效果的循证决策证据，如不同医疗保险报销类型对于初级医师医疗行为的影响；卫生系统供给服务管理效果的循证决策证据，如癌症患者的后续护理问题研究；针对公共卫生系统改革方案和效果的循证决策证据，如社会安定与高危群体的处置问题；等等。

3.3.4　推动循证决策进步

在推动循证决策进步以更好地实现现代治理的道路上，仍需多方共同努力。例如，需对循证决策进行顶层设计，对循证决策的总体框架和实施路径进行统一规划和部署，并组织建设相关的配套设施；解决好科学发现及证据产生与政策制定者决策上的脱节问题，政策制定者应高度重视循证依据对决策过程的影响；全方位提升循证思维、循证能力，加大培训和实践的力度。尽管循证决策的实施和普及任重道远，只要认识到位，目标不难实现。

3.4　循证研究创新初论

目前，循证科学在大迈步地向我们走来，走向各个学科、领域，带来了新的生机和活力。在人类文明的进程里，科学技术是重要的推动力，由此形成的"技术周期"值得人们关注和把握。科研创新领域与循证的有机结合是一个有必要探讨的重要话题。下面从科研创新与循证、医学问题的循证研究创新、数据化与证据三个方面展开讨论，以期抛砖引玉，同时引起大家的关注，促进循证研究创新的实践应用和不断进步。

3.4.1　科研创新与循证

3.4.1.1　科研创新具有引领性

对创新的理解可用四个关键维度表示：需求侧的机会、供给侧的发展阶段、创新者的自我定位、创新的基本模式。这四个维度分别回答了"做什么"（what）、"何时做"与"何处做"（when & where）、"谁来做"与"为什么做"（who & why），以及"怎么做"（how）。当四个维度大致匹配时，创新成功的概率就会增加。就创新的一般模式，有学者把它分为发明型、再发明型、模块化式、渐进式、破坏式、蓝海战略式、开辟式等类型。如其中的渐进式创新即充分发挥设计的潜在价值，使性价比更高、运行更可靠、操作更简单、适应的场景更多样、外观更精致等；核心组件的功能结构、物理结构保持稳定，但组件被彻底更替，谓模块化式创新；蓝海战略式、破坏式、开辟式创新属于结构性创新，这类创新很少对组件背后的技术进行改变，而规格常有变化，主要是重构其功能结构、物理结构，并增添新的特性；再发明型创新在本质上是一种新发明的创新，具有旧产品难以企及的性能跳跃，它看上去不像发明型创新一样，创造了一个全新的品类，而是在一个已被广泛接纳的概念里注入了新思想、新观念、新习惯。关于创新方面，各国、各行各业都予以了高度重视，它是领先的引擎，对此也不断涌现出许多新的理念和方法，值得我们关注和深入研究。

科研创新引领着人类文明的进步，当下各国的竞争也主要体现在科研创新或科技创新上。我国正迈向一个新的发展高地——高质量发展，而高质量发展的核心要素即为科研创新。这里，科研创新大体上代表科技创新及研究创新，其关键为高水平或较高水平的创新。怎样才能做好做实科研创新呢？对此问题进行剖析可以发现，人才、超前意识、开放合作或平台搭建等都是十分重要的因素。值得指出的是，有一种科研创新的理念与方法能带给我们极大帮助，可以很大程度地提升我们的科研创新水平，这就是循证科研创新。已知，在科学发展的历史上，无论是传统实证主义（traditional positivism）还是逻辑实证主义（logical positivism），实证的方法始终是推动人类思想和实践进步的重大力量，一个无可置疑的事实是：近现代科学的发展建立在实证基础之上。

3.4.1.2 循证与循证科学

先行发展的循证医学从理念和实践上开创了一片广阔的天地，取得了令人信服的良好效应。比如用证据作支撑、编制的各种诊疗指南的广泛应用，可使我国基层医疗机构的医疗服务水平大为提升，受益于大众。基于认识论，循证理念已走向社会众多领域，形成了循证科学。如果把循证决策在各类管理上的运用作为一个代表，其前景是十分鼓舞人的。以循证决策武装起来的管理部门、决策机构显然更值得信赖，它们的决策能力、水平将是前所未有的。今天，循证科学在社会多学科、多领域的推广、兴起，需要得到进一步的推进和发展。

3.4.1.3 循证研究创新

所谓循证研究创新，即是研究创新中贯穿循证思想、理念，从观念、思维和方法上，从立意、选题、进程和结局评估评价上更注重基于科学证据与证据的科学性，可使研究创新更加具有创造性、新颖性、证据性及科学价值。通过组建跨学科的专业知识团队，确定问题、目标和愿景，以项目为背景，批判性地整合客体的综合信息、资源和可信的有关证据，评估证据的强度、质量和适用性，并在测量评价结果、预后因素后，着手展开研究。

3.4.2 医学问题的循证研究创新

循证研究创新始于发现问题，下面以医学上的研究创新为例对其进行探讨。

3.4.2.1 定义问题

问题来源于实践，来源于需求和尚未有答案的问题等。基于科学证据，确定并明确问题，即展开问题循证、目标循证。选择研究的问题，是关键的第一步。首先，选择的研究问题必须是重要的。如果选择的研究问题不重要，那么无论研究做得多么认真，结果分析得多么完善，研究报告写得多么漂亮，它都很难被视为一项杰出的研究。其次，应该有产生开创性或深远影响意义结果的潜力，即产生了新知识、引导了新思维，奠定了该领域未来研究发展的基石。一般认为，一个领域的第一篇相关文章是开创性的，它为未来更多的研究搭建了"舞台"，可引发大量新的研究来扩展和完善其观点或理论，并渗透到其他相关领域。要寻找结果有广泛意义的领域，有潜力、尚未开发的课题，并取得公认的重要研究成果，就必须具备把研究挖掘到任何深度的意志。研究中如果遇到自己不懂且未来无须具备的技术，可以找人合作；如果这些技术是未来研究必须掌握的，就应该去学习、掌握它们。不停地探索，即所谓"运气只垂青于那些有准备的人"。因此，分析数据时不仅要盯着那些预期的结果，也要关注那些超出预料的结果，那些超出意料的结果往往预示着研究的新方向。目前，临床医生所做的研究主要包括基础研究、临床研究、基础研究＋临床研究三大类，后两类研究更适合临床医生开展。就临床医学发现和定义的问题而言，可从表 3－2 所列八个方面展开思考。

表 3－2 临床医学发现和定义的问题思考

方面	思考
诊断	在诊断疾病上，目前采用的检查准确性如何？是否安全、方便、经济？是否易被患者接受？
疾病频率	是不是常见病？频率如何？

方面	思考
危险因素	哪些因素与疾病的发生发展有关？
预后	疾病会导致什么结局？
治疗	治疗是否有效，如何改变疾病的进程？
预防	某种干预是否能使健康人群发病风险降低？早期发现和治疗能否改变疾病的进程？
病因	什么条件导致疾病发生？机制如何？
花费	使用某种干预措施的医疗费用是多少？

3.4.2.2 收集证据

这里的收集证据的概念为，对相关领域的文献进行全面的收集和整理，了解现有的研究进展、理论和方法，为研究问题提供理论和方法支持，同时关注、筛查及评价相关的证据。其中值得关注的科研基金网站如国家自然科学基金、国家卫健委和各省区政府项目基金等相关网站，公共数据库如监测流行病学和最终结果（SEER）数据库、癌症基因组图谱（TCGA）数据库、中国居民健康与营养调查（CHNS）数据库、中国健康与养老追踪调查（CHARLS）、中国生物医学文献数据库（CBM）、中国健康与营养调查（CHNS）数据库等，文献检索数据库和搜索引擎如 PubMed、Embase、Cochrane 图书馆、中国临床试验注册中心，等等。

3.4.2.3 解读和前期使用证据（评估证据）

收集到相关资料后整理出证据清单，再评估其质量和可靠性。具体涉及考评研究的方法论、结果的统计显著性以及研究的一般性问题等。基于这些评估，我们可以决定哪些证据是可信的，哪些证据应该纳入我们的设计之中。将人工智能和机器学习算法用于分析收集到的数据、证据，并做好级别的确定。

3.4.2.4 明确研究目标和意义

综合初步提出的问题、证据资料即证据力度，确定研究的目标和意义，进一步明确要解决的临床问题是什么，为转化为科学问题和创新目标等奠定基础。

3.4.2.5　可行性评价

除对项目技术的科学性、创新性、实用性及基础、技术路线等进行评估外，还需重视相匹配证据的支撑情况，以保障项目的开发价值和预期的效应。值得指出的是，该可行性评价无论是项目组的自评还是同行或第三方评价，都应充分体现证据的实际状况，并以此作为评价的重要因素。

3.4.2.6　制订研究计划

根据研究目的和证据资料，制订科学的研究计划，包括确定研究对象、研究设计和实验方案等；同时进行多阶段的基于证据的可行性评价，充分掌握研究创新项目的证据支持度。

3.4.2.7　选择合适的研究方法

根据要研究的问题和研究计划，选择合适的研究方法，包括实验室试验、临床试验、队列研究、病例对照研究等。选择研究方法和制定实验方案的过程中，要充分考虑研究效应、证据创新的质量等因素。

3.4.2.8　整理分析实验数据

在整理分析实验数据的过程中，需要根据研究问题和假设，选择适当的统计方法和分析工具；根据研究数据、实验结果对研究假设进行检验和解释，并与现有研究进展进行对比、分析，提出新的见解和思路。

3.4.2.9　结果结论发表前后的评价与持续改进

将研究成果整理为学术论文，发表前后要开展循证评价。研究创新结果结论证据性能的体现和自我评价、第三方评价，以及应用后的评价及建议，均为重要环节。根据收集到的反馈和证据支持力度，进行优化和持续改进。

将临床问题转化为科学问题是值得深入探讨、合理规划和精细实施的。在整个研究过程中，需要注重科学性、创新性及可靠性，保证研究成果具有创新、学术及应用价值。对于一般格式化的科学问题转化，不得不提及 PICOS，具体为：

P——研究对象（participants）；

I——干预措施（intervention）；

C——研究的对照措施（comparison）；

O——研究结局（outcome）；

S——研究设计（study design）。

概括而言，PICOS 即是在某类人群或疾病人群（P）中，比较某种干预措施（I）与某种对照措施（C）的效应（O），采用合适的研究设计（S）。要开展临床研究，必须明确 PICOS，明确循证的理念和原则。

在医疗卫生行业的创新研究中，新药的开发十分重要，值得我们去深入探索。临床试验是发现和开发新药的关键引擎，它们是为重要的问题提供客观和基于证据的答案的基石。其中患者报告结局（patient reported outcomes，PROs）将患者的观点纳入临床试验，可以提供关于症状负荷、治疗相关副作用的耐受性，以及干预措施对患者健康相关生活质量（health-related quality of life，HRQoL）影响的重要信息。为了保证有效性，此类患者报告的结果需要通过验证工具收集，如癌症治疗后一般功能评估量表（FACT-G）和欧洲癌症研究与治疗组织（EORTC）生活质量核心 30 问卷调查（QLQ-C30）；然后正确分析报告。然而，在临床试验中整合 PROs 存在一些挑战，例如方案中 PROs 内容的描述和设计不足；延迟或少报 PROs 数据；数据缺失，尤其是由于疾病进展或药物相关不良事件导致身体不适无法提供 PROs 的患者；缺乏纵向数据收集，尤其是无法随访或无法亲自就诊的患者；以及对从 PROs 项目实时收集到的数据进行评估的临床可操作性。患者报告的结果正在积极纳入临床试验，在很大程度上，PROs 已演变为与时俱进的一种证据。临床试验中的这些变化是由于迫切需要为患者提供有效药物，同时保持对患者安全性和药物警惕性的密切监测而产生的。这些都需要所有利益相关者继续努力，以克服临床研究中持续存在的诸多挑战。

从美国食品药品监督管理局新药临床试验要求中可清楚看到证据的体现和重要作用。其间包括临床试验期内的随机双盲对照试验、患者报告结局和真实世界研究数据等。有了三重证据的应用和支撑，今天的新药研究创新才走上了更加具有科学性、实证性和实用性的道路。

3.4.3　数据化与证据

3.4.3.1　数据和证据的结合

创新呼唤证据，循证必须与时俱进。在拓展与寻求新的、有价值的证据的过程中，数据因具有的资源特质十分显著，与创新紧密相关。随着智能手机以及可移动、可佩带计算设备的出现，人们的行为、位置甚至身体生理数据等每一点变化都成为可被记录和分析的数据。以此为基础，反馈经济（feedback economy）等新经济、新模式也正在形成。人类社会进入了一个以"PB"（1024TB，1TB＝百万兆字节）为单位的结构与非结构数据信息的新时代。大数据不会因人们的使用而折旧，如同数据 DNA 不会像生物 DNA 一般消亡。不少的物理学家认为世界的本质就是数据，这种认识将深入影响人类的价值体系、知识体系。哲学上长期存在的世界可知与不可知论将会转变为实证科学中的具体问题。至此，可知性是绝对的，不可知性成为相对，所有事物、现象等的数据现实地、客观地存在，等待人们的探索、分析和认证。不管我们对数据的认知度怎样，数据化时代不可抗拒地来临了。数据化时代成为人类发展史、认知史上的大事记和里程碑，同时也意指当今全球进程中的大趋势。是否重视、把握与积极推进大趋势，应作为区分、考评我们每个人能力的一大重要指标。

3.4.3.2　样本的局限性

在以样本为经典研究范式的年代（不排除当下），有效的数据来源于小数据的随机采样，力图用最少的数据获得最多的信息，存在的问题便是随机的偏误。对于多种形式的偏误，我们必须努力克服、纠正。不容忽视的问题是，这样的偏误经常难以克服、纠正。今天看来，样本只是一条捷径，是在不可能收集、分析全部数据的情况下的"无奈与智慧选择"。

3.4.3.3　几点建议

就研究创新而言，数据化时代给出的前景、路径及方法等可谓无限度，同时十分令人兴奋。这需要我们努力和深入地学习、研讨、交流与合作。下面笔者尝试性地提出几点建议，以期抛砖引玉。

（1）构建高质量的数据集。

人工智能技术已经在医疗领域崭露头角，人工智能正走向数据与知识的双轮驱动。结合知识、数据、逻辑和推理，形成一个大规模的认知图谱；基于认知图谱，推出结构知识成因平台，发掘科技创新源动力。

（2）更新观念。

关于更新观念，可从以下三个方面入手：首先，分析与某事物相关的所有数据，而不只是分析少量的数据样本；其次，要乐于接受数据的整体性和复杂性，而不是仅依靠一小部分数据刻意追求精确性；再次，不再只探求难以捉摸的因果关系，转而关注事物的相关关系。

（3）运用好相关工具。

过去准确分析大量数据十分困难，因为记录、储存和分析数据工具的技术所限，我们只能收集少量数据或把数据量缩减到尽量少后再进行分析。今天记录、储存和分析数据工具的技术得到了很大发展，因此能熟练地应用这些工具是十分必要的。

（4）更加注重对量与概率的把握。

将量与概率有机结合起来，我们的思维便可实现跃升。聪明的人会把信念付诸证据和概率，概率与休谟的哲学相结合将人类带入不确定的黄金舞台。量变带来质变，不确定性与确定性之间也常常存在转变，量往往更能说明问题。

（5）网络平台、人工智能及人类心智的结合。

近些年数据库挖掘给不少有心人提供了良机。全域、全球网络平台茁壮成长，大数据就是生长于其中的宝藏，当与人工智能结合，不难想象极有价值的挖掘行动是可以实现的。因此，更好、更新的证据将不断呈现在人们眼前。可以预见，网络大平台结合人工智能、人类心智，三位一体的并肩前行必将使循证医学迎来崭新篇章。

参考文献

Sackett D L, Haynes R B, Guyatt G H, et al. Clinical Epidemiology：A Basic Science for Clinical Medicine [M]. 2nd ed. Boston：Little Brown Co Inc，1991.

王家良. 临床流行病学——临床科研设计、测量与评价 [M]. 5 版. 上海：上海科学技术出版社，2021.

Haynes B R, Sackett D L, Guyatt G H, et al. Clinical epidemiology: how to do clinical practice research [J]. ACP Journal Club, 2006, 295: 446−446.

李立明，王建华. 流行病学（第一卷）[M]. 3 版. 北京：人民卫生出版社，2015.

栾荣生. 流行病学研究原理与方法 [M]. 成都：四川大学出版社，2005.

Bothwell L E, Podolsky S H. The emergence of the randomized, controlled trial [J]. New England Journal of Medicine, 2016, 375 (6): 501−504.

刘斌，杨金月，田笑丛，等. 维生素 C 的历史——从征服 "海上凶神" 到诺贝尔奖 [J]. 大学化学，2019, 34 (8): 96−101.

吴东，刘晓清. David Sackett：循证医学之父 [J]. 协和医学杂志，2020, 11 (4): 449−452.

唐金陵. 循证医学：医学实践的新模式 [J]. 中华医学杂志，2005, 85 (4): 276−278.

Oxman Andrew D, Group Grade Working. Grading quality of evidence and strength of recommendations [J]. Bmj, 2004, 328 (19): 1490−1494.

拜争刚，赵坤，刘丹，等. 循证社会科学的推动者：Campbell 协作网 [J]. 中国循证医学杂志，2018, 18 (12): 1380−1385.

Overeem P, Twholen B. After managerialism: Macintyre's lessons for the study of public administration [J]. Administration & Society, 2011, 43 (7): 722−748.

马小亮，樊春良. 基于证据的政策：思想起源、发展和启示 [J]. 科学学研究，2015, 33 (3): 353−362.

Tian Z, Shi J, Hafsi T, et al. How to get evidence? The role of government business interaction in evidence-based policy-making for the development of internet of things industry in China [J]. Policy Studies, 2017, 38 (1): 1−20.

王学军，王子琦. 从循证决策到循证治理：理论框架与方法论分析 [J]. 图书与情报，2018 (3): 18−27.

Charles C, Gafni A, Whelan T. Shared decision-making in the medical encounter: what dose it mean? (or it takes at least two to tango) [J]. Social Science & Medicine, 1997, 44 (5): 681−692.

Charles C A, Whelan T, Gafni A, et al. Shared treatment decision making: what dose it mean to physicians [J]. Journal of Clinical Oncology, 2003, 21 (5): 932−936.

高峰，赵明杰. 医患共同决策最新研究进展 [J]. 医学与哲学：B, 2016 (1): 1−4.

洪霞. 医患共同决策 [J]. 协和医学杂志，2018, 9 (3): 277−280.

King V J, Davis M M, Gorman P N, et al. Perceptions of shared decision making and decision aids among rural primary care clinicians [J]. Med Decis Making, 2012, 32 (4): 636−644.

Stacey D, Legare F, Col N F, et al. Decision aids for people facing health treatment or screening decisions [J]. Cochrane database of systematic reviews (Online), 2011, 1 (1): 1−265.

赵羚谷, 王涛, 王颖, 等. 国内外医患共同决策研究及应用进展之比较 [J]. 医学与哲学: A, 2018, 39 (10): 6−9, 57.

Spatzs, Krumhoizhm, Moultonbw. The new era of informed consent: getting to a reasonable-patient standard through shared decision making [J]. JAMA, 2016, 315 (19): 2063−2064.

Holmes-Rovnerm. International collaboration in shared decision-making: the international shared decision making (ISDM) conference history and prospects [J]. Patient Educ Courts, 2008, 73 (3): 402−406.

黄榕狮, 杨雪瑶, 宋现涛, 等. 中国医患共同决策心血管病领域研究现状与展望 [J]. 医学与哲学, 2017, 38 (10B): 1−6.

项进, 张特, 尹荣. 浅谈肿瘤患者医患共同决策的临床实践 [J]. 医学与哲学, 2018, 39 (3): 20−21.

赵小明, 吴光怀. 医患共同决策诊疗模式对社区精神障碍患者服药依从性及临床疗效的影响 [J]. 中国医学工程, 2017, 25 (12): 16−18.

王君鳌, 刘瑜. 保留还是切除: 骨科疾病治疗中的医患共同决策 [J]. 医学与哲学, 2017, 38 (1B): 81−84.

叶航, 汪丁丁, 贾拥民. 科学与实证 [J]. 经济研究, 2007 (1): 132−141.

赵晨, 田贵华, 张晓雨, 等. 循证医学向循证科学发展的内涵和思考 [J]. 中国循证医学杂志, 2019, 19 (5): 510−514.

李敏, 时景璞, 于慧会. 真实世界研究与随机对照试验、单病例随机对照试验在临床治疗性研究中的关系比较 [J]. 中华流行病学杂志, 2012, 33 (3): 342−345.

史蒂夫·洛尔. 大数据主义 [M]. 胡小锐, 朱胜超, 译. 北京: 中信出版社, 2015.

王吉耀. 走出循证医学的误区 [J]. 中华医学杂志, 2004 (84) 12: 969−970.

倪虹. 循证医学热潮下的冷思考——循证医学误区与差异之管见 [J]. 医学与哲学, 2005, 26 (8): 53−60.

马小亮, 樊春良. 基于证据的政策: 思想起源、发展和启示 [J]. 科学学研究, 2015, 33 (3): 353−362.

宋争放. 以认识论思想促进循证医学的不断发展 [J]. 医学与哲学, 2023, 44 (6): 23−26.

王学军, 王子琦. 从循证决策到循证治理: 理论框架与方法论分析 [J]. 图书与情报, 2018 (3): 18−27.

Freiberg A, Carson W G. The limits to evidence-based policy: evidence, emotion and criminal justice［J］. Australian Journal of Public Administration，2010，69（2）：152－164.

Majone G. Evidence，Argument and Persuasion in the Policy Process［M］. New Haven：Yale University Press，1989.

Wyatt A. Evidence based policy making：the view from a centre［J］. Public Policy and Administration，2002，17（3）：12－28.

刘润. 进化的力量 2：寻找不确定性中的确定性［M］. 北京：机械工业出版社，2023.

杰夫·戴尔，赫尔·葛瑞格森，克莱顿·克里斯坦森. 创新者的基因［M］. 曾佳宁，译. 北京：中信出版社，2021.

Haskins R，Margolis G. Show Me the Evidence：Obama's Fight for Rigor and Results in Social Policy［M］. Washington，D. C：Brookings Institution Press，2014.

维克托·迈尔-舍恩伯格，肯尼思·库克耶. 大数据时代：生活、工作与思维的大变革［M］. 盛杨燕，周涛，译. 杭州：浙江人民出版社，2020.

亨利·基辛格，埃里克·施密特，丹尼尔·胡滕洛赫尔. 人工智能时代与人类未来［M］. 胡利平，风君，译. 北京：中信出版集团，2023.

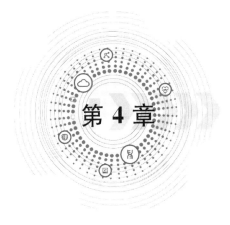

第 4 章　从临床问题到认知医疗

4.1　临床问题初论

4.1.1　认识临床问题

所谓临床问题即是以解决临床需求为导向而发现的问题。一个好的临床问题应该填补或解决当前临床医学一个领域的重要空白或重要问题。将临床问题转化为科学问题是处理临床问题的一个关键环节。临床问题与医学进步有着密切关联，医学进步的影响因素概括起来不外乎内外两方面，外部因素中有社会、政治及宗教、经济、文化、科技等，内部因素主要有临床问题、患者需求两方面。而临床问题的不断出现和不断深入是内部因素中的主要方面。

临床问题可分为以下三类：

（1）背景问题（患者与疾病的一般问题）。背景问题是关于疾病的一般知识问题，可涉及影响人类健康和疾病的生物、心理和社会因素等。

（2）前景问题（医生专业角度的问题）。前景问题是关于处理、治疗患者的专业知识问题，也涉及与治疗有关的患者的社会因素等。

（3）患者所关心的问题。患者之间的文化背景及资源使用等存在差异，同一类疾病的患者之间表现出来的关注热点可能完全不同，因此我们需要根据患者的具体情况，选择合适的方式方法来对待、关心他们。

4.1.2　临床问题的价值

临床问题的开发推动着临床医学的创新发展，应对临床问题是临床医护人员十分重要的基本能力。要培养、造就医学人才，构建完好的临床思维是必由之道。临床问题与社会文明进步相关。《疾病与人类文明》的作者亨利·欧内斯特·西格里斯特早年在康奈尔大学作的"梅森哲学讲座"便讨论了疾病与文明的关系。他认为，在文明的演进中，疾病扮演了一个相当重要的角色。对个人而言，疾病不仅仅是一个生物过程，而且很可能是一段刻骨铭心的经历，对个人的一生都有影响。人是文明的创造者，疾病通过影响人对文明的进程产生着影响。哲学看待事物是多维的，而哲学本身也是多维的，面对临床问题，我们须用系统的、联系的、整体的、主次的观点来对其进行剖析。

4.1.3　提出临床问题需具备的条件

4.1.3.1　高尚的道德素质

医者的爱心、责任心是首要的。苏格拉底提出的"美德即知识"这一命题中的美德，主要指人的灵魂的品质，和理性相关。他将人表现出来的优秀、善良的品质，如正义、自制、智慧、勇敢、友爱、虔敬等称为人的德性，并认为众德性的共通本性是知识能力、理性或智慧。表明美德的本性是知识，人的理智本性和道德本性是相通的。这一命题跟苏格拉底的"认识你自己"和"善是人生的最高目的"是分不开的。"认识你自己"就是关心自己的灵魂，也就是追求关于美德的知识。追求善，把善作为人生的最高目的，这才是高尚的生活，有意义的生活。从道德理性走向道德情感是道德哲学发展的必然趋势，道德哲学应当更好地涉及实践领域，以人为本即从患者的根本利益出发评价和选择医疗措施［最佳方案即循证医学证据＋综合考虑（成本/效益，资源优化）］。医务人员应履行好公益责任，提高患者的生命质量，保护环境、保护资源、保护人类性别天然平衡等。

4.1.3.2 追求目标、坚韧不拔

人类首次南极穿越的事例充分说明了对目标的热烈追求和坚韧不拔对结局的影响。对于从事医疗事业者，执着、坚韧和不言放弃是必须具备的品质。

4.1.3.3 人文科学及社会、心理学知识

除了医学相关的知识、技能，医者还需具备一定的人文科学及社会、心理学知识等。

4.1.3.4 正确的临床思维、临床综合分析能力和判断能力

这方面要求我们医者学习掌握好临床流行病学与循证医学，全面理解证据的理念，学会创证、用证和评价证据。

4.1.3.5 学会哲学思考

医学是人类认识生命活动规律、保护和加强人类健康、预防和治疗疾病的科学体系和知识活动。医学是一个科学系统，具有显著的自然科学性质。医学的研究对象是人，关乎人的生命、健康，直接影响人们的社会生活方式和质量，因此其不仅仅是自然科学，更是包容人类社会多种价值观的综合体，具有显著的社会科学性质。其实，就医学本质而言，它是奠基于人文、科学、哲学的学问。由此可见，医学是自然属性、社会属性的辩证统一，这也就决定了医学的哲学属性。现代医学模式强调人的整体性、社会性，摒弃了生物医学模式的弊端和不足，无论在哲学思想上还是医学实践中都向前迈进了一步。许多科学经历已经证实，科学问题的终末势必会走向哲学问题，没有好的哲学思想领导，没有构建有效的应用哲学体系，是很难做好科研工作的，或者说很难提升到理论高度。如何突破思想的藩篱，说到底还是要建设与科学相对应的哲学体系。

4.1.3.6　终身学习，跟进科学前进的步伐

20 世纪初，摩尔根在对孟德尔的遗传定律进行补充的同时，也证实了那些遗传因子——基因的存在，而染色体就是基因的载体。20 世纪 50 年代，沃森和克里克提出了 DNA 双螺旋结构，人们才真正认识到基因的本质，即具有遗传效应的 DNA 片段。由于不同基因的碱基序列不同，因此，不同的基因就含有不同的遗传信息。至此，人类对于破解生命终极奥义的愿望空前迫切起来。1990 年，美国启动了人类基因组计划（human genome project，HGP）。2000 年 6 月 26 日，参与 HGP 的六国科学家共同宣布人类基因组草图绘制完成，这标志着生命科学进入后基因时代（post-genomic era）。生物科学的研究重心由基因结构转向基因功能，最终转向对生命科学全部信息的系统整合和应用，一门新兴学科——生物信息学就此而生。要紧跟科学前进的步伐，需要我们勤奋地学习、思考和实践。

4.1.4　临床问题由何而来

4.1.4.1　源于实践

实践是检验真理的唯一标准，其是认识的来源、认识发展的动力、检验认识真理性的标准以及认识的目的。

临床实践中常见的问题如下：

——病史和体格检查，即怎样恰当地采集和解释病史及体格检查的数据；

——病因，即怎样识别导致疾病产生的原因（包括医源性）；

——临床表现，即怎样应用疾病临床表现的频率和时间对患者进行分类；

——鉴别诊断，即考虑患者临床问题的可能原因时怎样鉴别出那些可能/严重影响治疗效果的原因；

——诊断性试验，即怎样基于精确性、准确性、可接受性、费用及安全性等因素来选择和解释诊断性试验，以便确定或排除某种诊断；

——预后，即怎样估计患者可能的病程和预测可能发生的并发症或结局；

——治疗，即怎样为患者选择利大于弊并物有所值的治疗方式；

——预防，即怎样通过识别和纠正危险因素来减少疾病的发生，及通过筛查早期诊断疾病。

4.1.4.2　源于患者

患者有关自身疾病的感受和提问，常常可以引申出一些很有研究意义的问题。尤其在医学进入循证时代，患者及家属有着较强的信息搜索与理解能力，结合自身状况常常会提出我们未曾意料到的问题。这也是促进我们前进的一种动力。

4.1.4.3　源于对规律认识基础上的新发现

对规律的认识是我们临床工作中十分重要的方面，在这个过程中认识是不断提升的，同时可能会产生新的认识或新的发现。临床研究的问题，往往来源于临床实践中尚有欠缺之处。重点是要先提出一个有意义的研究问题，制订计划和执行研究，然后将研究结果反馈到临床实践中进行验证。

4.1.5　构建问题的三种思维

开展一项有影响力的临床研究，最基本的一个要求是提出一个合理的、有临床意义的研究问题。对于提出的研究问题，应该有一条清晰的研究路径，并产生对患者和医生有意义的证据。

4.1.5.1　利弊思维

实践循证医学的首要环节是确定应解决的临床问题，任何最佳研究成果能否应用于患者的诊治实际，首先应分析利弊。利弊分析的前提是患者是否为最终受益者、是否以人为本、是否符合伦理原则；综合评价是利大于弊还是弊大于利，也就是所说的利害比的权衡；研究问题应该明确想要测量到的结局差异，通常差异越小，研究所需的样本量就越大。理想情况下，研究人员应该选择具有临床意义的最小差异，即最小临床意义差值（minimal clinically important difference，MCID）。要确定 MCID，需要患者和医生的共同参与。从医生的角度来看，MCID 将使医生改变自己的临床实践，这种改变包含了操作的复杂性和成本问题。理想情况下，MCID 还应该评估患者接受干预措施所带来的风险、成本、痛苦和不便的程度，以及潜在益处有多大。对于大多数研究结局，MCID 都未正式确定。但研究能够检测到的差异大小非常重要，应该从一开始就进行讨论和计划。另外还可进行成本—效益、成本—效用等的评估。

4.1.5.2　批判性思维

这里的批判并非简单的否定或一概的怀疑，而是用审视的眼光，用与时俱进的方法去检验问题的真伪。同时也是对我们知识储备、更新的检验，是吐故纳新的一种扬弃。

4.1.5.3　n-why 分析法溯源

n-why 分析法从事物的表象步步深入直至根本，不限次数，以找到真正的问题为准。问题数量不限，可借鉴 5-why 分析法（也称"丰田五问法"）。

4.1.6　从临床问题进阶到研究问题

通过对文献的系统回顾、对重点人群和患者的访谈，以及对同领域专家的咨询，可以更彻底地评估该领域的研究现状。一些资助机构鼓励申请人在申请临床研究资助前对文献进行系统的回顾和小规模的试验性研究，以确保研究问题的准确性。使用统计软件在大型数据库中进行挖掘，如果没有预先确定的问题或假设，只会让事情变得"模糊不清"，无法为现有文献提供有意义的内容。一个单纯、简单的研究问题需要结合大量可用的数据，这是非常重要的。

4.1.6.1　将一般的临床问题转变为科学问题

将一般临床问题转变为科学问题的能力，需要不断学习、反复训练才能得到提高。这种能力可以是医生个人的，也可以是研究小组集体的。这种学习和训练要投入时间和精力，积累到一定程度才能产生比较好的效果。

4.1.6.2 将一般的临床问题转变为填补空白区的问题

撰写一个清晰的主要研究问题，需要一系列步骤来定义所有必要的细节。第一步是明确该领域的知识空白区。这需要对该主题和相关文献有深入的了解。一个好的研究问题应该能填补当前领域一个重要问题的空白区，即如果这个空白被填补了，患者的病情就可以得到改善。在提出一个合理的研究问题时，明确已知和未知知识至关重要。

4.1.6.3 查阅文献

无论是将一般的临床问题转变为科学问题还是空白问题，查阅文献都是必不可少和十分重要的工作，可按以下程式展开：

（1）在把握历史与前景方面，关注什么已做、什么未做。

（2）产生对相关学科、交叉领域的灵感。

（3）悉知技术、操作层面的状况和需求。

文献评价应从真实性、重要性及适用性等方面展开。

循证医学证据评价的基本原则如下：①临床研究证据的真实性。真实性指一项研究成果的可靠程度和成果用于目标人群效应的符合程度，前者称为内部真实性，后者称为外部真实性，即能正确反映研究对象和目标人群效应的真实状况。②临床研究证据的重要性，指研究结果本身是否具有临床价值，包括治疗性研究和诊断性试验。③临床研究证据的适用性，指证据的外部真实性，即将研究结果应用到临床兑现后实际效果与预期的符合程度。

常用的循证医学证据资源有证据系统资源库、总结性资源库、综述类资源库、原始研究资源库等。

4.1.6.4 发现关键临床问题

在提出问题、讨论问题和评价问题的同时，往往会出现一些相关的问题，可称为相关问题群，这时一项十分重要的任务就是甄别出其中的关键临床问题（key clinical question，KCQ），即最重要的问题或领头的问题，解决 KCQ 是临床的重中之重。

确立 KCQ，可采用 n-why 分析法，即追溯到问题的根本，实施源头治理，同时重组信息，将信息转化为完整和严谨的体系化信息，才能对问题进行全方位的认识，从而发现重要的、新的、有意义的问题。

4.1.6.5　形成假说

有了科学问题，掌握了文献信息，并不表明就可以展开研究了。下一步需要做的工作非常关键，可以说是临床研究中最困难、最具有挑战性的工作——提出创新的设想，即提出研究的工作假说。工作假说是研究者针对拟研究的科学问题提出的独特的研究思路和/或研究方法。工作假说要有创新性，同时兼顾合理性和可行性。提出好的工作假说需要多方面的积累，需要持之以恒的努力，这是科学研究最吸引人、最具有魅力的地方。

4.1.7　推进问题的方法

4.1.7.1　5W2H 法

5W2H 是 5 个以 W 开头的英语单词和两个以 H 开头的英语单词的缩写，采用 5W2H 法，可以发现解决问题的线索，寻找新思路，并进行构思和设计。面对临床问题，以 What、Why、When、Where、Who、How、How much 进行逐一发问，探明问题的真相，找准关键问题，并引出解决问题的方法。在制定方法或方案相关的 How、How much 方面，发挥团队分工协作落实好 Who，方法或方案宜为从多种方法或方案中对比优选得到的。

4.1.7.2　FINER 法

FINER 法为提出好的研究问题提供了参考标准，包括可行性（feasible）、兴趣性（interesting）、新颖性（novel）、伦理性（ethical）、改变临床实践及健康政策的相关性（relevant）。FINER 法是研究人员选题的一种有效途径，创新性至关重要。当然，对于一些创新性不足、旨在重现其他研究结果的研究，也有一定作用。

4.1.7.3 PICOS 法

"PICOS"是研究对象（participants）、干预（intervention）、对照（control）、结局（outcome）、研究设计/研究或者调查时间安排（study design/timing）的缩写，以前只有"PICO"，后来才加了"S"。不同规范对PICOS的内涵解释略有出入，但总的来说，其目的只有一个，就是通过PICOS中的几个维度，把临床问题这个不容易被定位的问题用标准化的方法表述出来，再接着依序进行下一步工作。

临床研究中的前景问题通常包括 3 个或 4 个基本成分，可按 PICO 原则来确定。

患者或者问题（patient or problem，P）：包括患者的诊断及分类。

干预措施（intervention，I）：包括暴露因素、诊断试验、预后因素、治疗方法等。研究中干预措施的选择很重要，为了研究结果能发挥作用，理想中的干预措施应该是临床实践中可实施的，即便是该干预措施还没有广泛应用，但也可以通过改变政策和进行培训，扩大实施范围。此外，干预措施应该是大多数医生都能做到的。

对比措施（comparison，C）：与拟研究的干预措施进行对比的措施，必要时使用。

结局指标（outcome，O）：不同的研究选用不同的指标。选择结局指标至关重要。理想情况下，应该只选择一种结局指标，并且用来做主要分析。主要结局应该是可靠和有效的，可靠的结局指标在多次检测的情况下具有可重复性。试想，如果一个结局都不可靠，它就不可能有效。证明信度和效度需要大量的工作，因此研究者应该在现有的文献中寻找已经证明了信度和效度的结局指标。结局指标对患者来说很重要，当需要极长的时间才能获得这个指标时，可以考虑替代结局指标；但结局指标还是要尽可能选择患者关注的指标。

在主要结局指标的选择上应考虑观察者偏倚。因为评估者对干预措施的关注不同，因此结果评估会受到评估者的既往知识或评估者偏倚的影响。为了尽量减少观察者偏倚，临床试验中经常运用盲法来避免这种现象，但在外科干预措施中盲法很难实现。研究问题应该明确想要测量到的结局差异，要使差异越小，研究所需的样本量就要越大。理想情况下，研究人员应该选择具有临床意义的最小差异，即 4.1.5.1 节中提到的最小临床意义差值（MCID）。

使用 PICOS 法可以使得研究围绕提出的问题进行。

4.1.7.4　对问题的评估是重要的步骤

研究问题一旦起草，应与合作者讨论，如果可能，还可以与患者代表一起讨论，以评估研究问题的清晰性、可理解度、重要性和可回答性。确定一个问题的可回答性，对临床医生来说往往比较困难。当临床医生面对很多问题时，需要有清晰的思维，学会抓住关键问题。临床上有很多有临床意义的问题需要解决，如果可能的话，应该选择那些影响最大且最重要的部分。不过也可能需要一些初步的研究问题来证明或帮助提炼主要问题。最常见的一种临床研究的设计方法是相关性研究。例如，研究者可能会提出"肿瘤切除术后复发的危险因素是什么"这个问题，研究问题设计的基本原则应该大体相同。研究问题应该包括感兴趣的暴露因素、主要结局以及可能影响主要结局的协变量。

表 4－1 为临床问题转化初审评分表。

表 4－1　临床问题转化初审评分表

评价内容	0 分	1 分	2 分	3 分	4 分（权重分）	5 分（权重分）	合计
文献的系统回顾/完整严谨的体系化信息							
历史与前景/已做未做							
创新性/是否填补空白							
研究可行性							
全面评估该领域研究现状							
同领域专家咨询会商							
重点人群访谈/小组或多学科讨论交流							
符合伦理标准情况							
与政策、研究策略及方向等的相关性							
研究者兴趣							

续表

评价内容	0分	1分	2分	3分	4分（权重分）	5分（权重分）	合计
卫生经济学情况							
最小临床意义差值（MCID）							
总分							

注：（1）非权重者评 0~3 分，权重者评 0~5 分；
（2）总分在平均分及以上者被认为可进行转化；
（3）权重依据问题/项目的针对性来确定；
（4）此表为初审自评，必要时将每项细拆打分。

4.1.7.5 进行合适的设计

在临床问题、科学问题和工作假说的基础上，研究者需要把问题和设想整合在一起，形成一个临床研究方案框架。这里的框架是指对临床研究方案的一个粗略设计，包括研究的定位（诊断、治疗、预后、病因），研究的设计方案（对照研究、随机对照研究、队列研究、现况研究等），研究对象的选择、分组和样本量估计，主要观察指标、观察时点和终点评价指标，研究计划的时间安排、经费预算等。这些内容形成了一个临床研究方案框架。

顶层设计阶段要关注的重点是临床研究的科学性，即选题是否有重要的科学意义，在学科发展中是否有重要的价值，临床研究方案框架是否符合学术界公认的科学原则（如同质、可比、对照等），在总体上把握好研究的方向。在考虑科学性的同时要注意可行性，即在近期能否进行研究，前期的工作基础能否满足临床研究的需要，临床研究方案是否有可能在临床实施，经费支持等是否有可能争取到，研究的规模和时间是否合适等。顶层设计阶段，非常具体的技术细节一般不需要考虑，用研究者的经验判断即可。

设计是临床研究的"敲门砖"，是临床研究创新的核心过程，是目前国内临床研究领域急需提高能力和水平的关键环节，其关键是解决"人"的问题。

4.1.8 伦理与美德

临床研究必须符合法律规范，同时还应符合伦理，这是非常重要的原则。

临床研究是在患者中进行的，研究方案设计和实施不当有可能对患者造成伤害。伦理就是要保护患者的利益，避免患者受到伤害。在临床研究顶层设计阶段初期，伦理是考虑一个研究项目是否有可能进行的非常重要的方面，就算设想的科学价值很大，但不符合伦理，也不能立项实施。早期放弃不符合伦理的项目可以最大限度地节约研究资源，避免做更多的无效工作。评价临床研究项目是否符合伦理的基本原则，是尽可能充分分析研究项目可能给患者健康带来的好处（受益）和可能造成的伤害（风险）之间的关系。如果受益大、风险小，符合伦理，可以展开研究；如果受益小、风险大，不符合伦理，则不能展开研究。循证医学临床实践的伦理原则值得借鉴，即：①尊重原则；②自主原则；③不伤害原则；④公正原则；⑤知情同意原则。

　　临床问题的正确导向在于对真理的追求，追求真理最好的方法是完整地审视证据，而不是选择支持某一特定观点的证据，否则将失去证据的代表性和精准性。并非所有证据都可信，证据的可信度需要运用循证医学的方法来判断。如何提出好的临床问题，应用好的途径，找到合适的资源，最后寻求最佳证据的支撑，是我们面临的主要挑战。

　　临床问题思维导图如图4－1和图4－2所示。

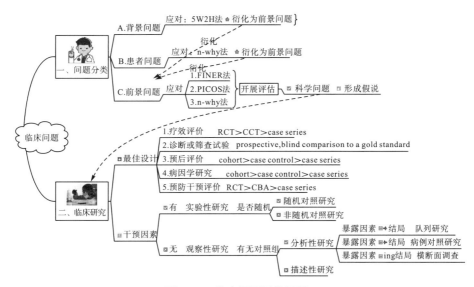

图4－1　临床问题思维导图1

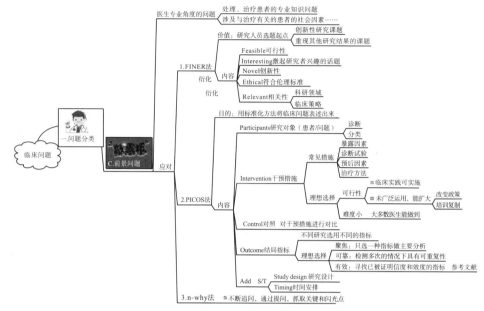

图 4—2　临床问题思维导图 2

4.2　认识癌症筛查

　　世界卫生组织（WHO）下属的国际癌症研究机构（IARC）发布的报告称，2018 年全球有 960 万人死于癌症，这相当于男性和女性总死亡人数的 1/8 和 1/11。与 2012 年调查获得的 820 万癌症死亡病例相比，该数字有较明显上升，同时新发病例也在上升。而我国国家癌症中心发布的 2018 年全国癌症报告称，肿瘤是中国居民的主要死亡原因，无论城市还是农村，随着年龄的增长，中国男女癌症发病率及死亡率均逐渐上升。全球疾病负担癌症协作组对 1990—2016 年的癌症负担进行定量评估，发布了 1990—2016 年全球癌症负担报告，显示 2006—2016 年间，全球包括中国在内的 130 个国家和地区，所有癌症的年平均年龄标准化发病率（age standardized incidence rate，ASIR）均有所增加。2018 年，全球癌症新发病例数为 1810 万，死亡 960 万例，我国新发癌症病例数 380.4 万，约占全球新发癌症病例总数的 21%，死亡 229.6 万例，占全球癌症死亡病例总数的近 24％。从全球范围的调查数据来看，到 75 岁之前，发生癌症的累积风险为 21.4％，死于癌症的风险为 17.7％。就我国的形势与国情而言，对策和行动应有效有力。对此，积极建立我国的癌症筛查制度，制定有效的癌症筛查策略及行动计划是十分重要的防控手段。今天，当我们把癌症筛查作为一个战略性的问题思考之时，我们便被赋予了防癌事业全新的时代使命。

4.2.1　癌症筛查的全球视角

近年美国癌症协会（ACS）根据相关指南以及国家卫生情报局（NHIS）相关数据为医务人员和公众整理出一份用于指导肿瘤筛查的报告。该报告内容主要涵盖了乳腺癌、子宫颈癌、结直肠癌、肺癌、前列腺癌、子宫内膜癌、卵巢癌这 7 大癌症的筛查建议。定期筛查被认为是预防癌症的关键，美国预防服务工作组（United States Preventive Services Task Force，USPSTF）制定的筛查指南为美国疾病控制预防中心所推荐。以高发的肺癌和乳腺癌为例，肺癌筛查结果数据显示，肺癌筛查使整体肺癌死亡率降低了 14％，并使符合筛查标准人群的肺癌死亡率降低了 25％。USPSTF 将肺癌筛查推荐级别定为 B 级，并将筛查年龄延长到了 80 岁，使得获益与损害达到了较好的平衡。同时，美国 60％左右的乳腺癌是通过筛查发现的，而且越早发现预后就越好。在有力的卫生政策和医保系统的覆盖下，美国早期乳腺癌患者的 5 年生存率已达 99％。根据 2021 年 MD 安德森癌症中心发布的癌症筛查指南，患者可以根据自己的性别、年龄及家族史找出最适合自身的筛查方案，依据不同年龄段和相关条件开展筛查，涉及肺癌、肝癌、结直肠癌、乳腺癌、宫颈及子宫内膜癌、卵巢癌、前列腺癌等。2015 年，美国医疗保险和医疗补助服务中心（Centers for Medicare and Medicaid Services，CMS）将低剂量 CT（low dose computed tomography，LDCT）肺癌筛查纳入医保，全国适用。CMS 的首席医疗官 Conway 博士称，为每年一度的癌症筛查提供医保是一个全新且重要的医学预防手段。2018 年，CMS 最终确认了癌症患者下一代测序检测的医保覆盖方案。美国现行的医疗和保险计划涵盖乳腺癌、宫颈癌、结直肠癌等癌种的治疗与筛查服务。

　　在英国，国家医疗服务系统向广大民众推出了 7 项重要的癌症检查。其中乳腺癌是女性最常见的癌症，因该癌种偶尔也会发生于 20 多岁的女性，故英国卫生部门倡导女性养成良好的定期检查习惯。乳房 X 光检查是乳腺癌的一种常见筛查方法。在英国，50～53 岁的女性每年至少要接受一次乳腺癌筛查，70 岁后每 3 年接受一次乳腺癌筛查。有研究表明，大约 1/3 的乳腺癌是通过筛查确诊的。同时在英国，肠癌是仅次于乳腺癌和肺癌的第三大常见癌症。80％年过六旬的男性患者，患肠癌风险高于女性。由于出血微量难以发觉，所以肠癌筛查十分重要，60～74 岁人群每两年应接受一次肠癌筛查。而谈及子宫颈癌筛查，子宫颈刮片检查可预防 75％的子宫颈癌的发生。虽然人类乳头瘤病毒（human papilloma virus，HPV）疫苗能在一定程度上降低 HPV 感染的概率，但是宫颈癌筛查仍十分重要。25～64 岁的英国女性每 3～5 年会接受一次免费的子宫颈癌筛查。英国政府从 2007 年开始实施"癌症改革策略"，以使癌症服务达到世界前列。2011 年公布施行的"改善结局：癌症策略"行动，包括了由政府支付的宫颈癌、乳腺癌、肠癌等癌症筛查。

　　日本虽然是世界长寿国家，但却是癌症多发国家，平均每两个人中就会有一个人得癌症。面对如此高的癌症发病率，日本的癌症 5 年生存率和 10 年生存率长期稳定在世界先进水平。这是因为定期体检的意识已经深深地根植于日本民众的脑海，无论自己有没有病，都会定期去诊所、医院进行身体检查。这也是日本政府从 20 世纪 60 年代一直鼓励、宣传体检的结果。只有当每一个人都开始重视自身的健康问题时，重大疾病的发病率才有可能降低，疾病的治愈率才有可能升高。定期防癌检查的一个巨大好处是能及早发现癌细胞，虽然日本癌症发病率高，但很大一部分癌症能做到早发现早治疗。2004 年健全了三级癌症防治体系（网）；2009 年成立癌症筛查中心，积极实现筛查率达到 50％的初步目标；并于 2016 年通过新版《癌症对策基本法》，为更有效地做好筛查工作，建立能让疑似癌症患者接受妥善诊疗的制度。总体来讲，日本在早期癌症的发现方面，处于世界先进地位。例如，把发现毫米级别以下的早初期癌症作为筛查目标之一，拥有早期检测先进技术，能够发现 5～6 mm 以上的肿瘤病灶。让 80％的癌症发现于早初期，80％的人可以得到治愈，这显然得益于防癌体检。日本地方政府会提前通过邮件通知特定人群，为其提供针对性的免费防癌筛查，体检者可前往附近任何一家具备资质的医院检查。日本国民健康医疗保险几乎达到全民覆盖，用于主要癌症筛查的费用基本都由中央政府支付。

印度目前也在做类似的工作，从 1998 年开始在超过 150000 例女性人群中开展关于醋酸着色肉眼观察（visual inspection aceticacid，VIA）的组群随机试验。完成 4 轮 VIA 筛查的妇女与未接受筛查的妇女相比，死于宫颈癌的风险下降了近 1/3。筛查组受试者在 1998—2010 年间，每 2 年接受 1 次 VIA 筛查和癌症相关教育。在 2 个分组中，浸润性宫颈癌的发生率具有可比性（VIA筛查组为 26.7/100000，对照组为 27.5/100000），表明筛查本身没有导致过度诊断。VIA 筛查使宫颈癌特异的死亡率降低了 31%（两组分别为 11.1/100000、16.2/100000），总死亡率也降低了 7%，原因在于筛查组中癌症早期就已经被发现。近年来，印度每年报告的癌症新病例超过 150 万，但癌症发病率相对而言仍较低，女性比男性更容易罹患癌症，患病后存活率往往很低。女性的乳腺癌发病率近年来有所升高。Okonkwo 等研究了临床乳腺检查（clinical breast examination，CBE）在印度女性乳腺癌筛查中的效果，结果显示 40～60 岁女性死亡率下降最显著；每 5 年 1 次 CBE 与每 2 年 1 次 CBE 的结果存在明显差别，对应的乳腺癌死亡率分别下降了 8.2% 和 16.3%。在印度，乳腺癌、宫颈癌、卵巢癌和子宫癌发病率占女性癌症总发病率的 70% 以上，在治疗中存活的概率相对较高。印度男性中罹患肺癌或口腔癌居多，这两种癌症都与吸烟有关，存活率相对较低。《柳叶刀》杂志建议对印度旁遮普邦的女性癌症患者和英国的旁遮普人进行平行研究。这可能提供了一个独特的机会来研究遗传和环境对基因相关人群癌症发展的影响，这些人群可能受到不同的环境因素的影响。印度在 1976 年启动了一项癌症控制计划，但由于政府在医疗保健上的支出仅占 GDP 的 1.2% 左右，因此资金不足。但在 2018 年，政府在全国 700 个地区中的 165 个地区开展了包括乳腺癌和宫颈癌的免费癌症筛查计划。

此外，欧洲以及加拿大、澳大利亚、新西兰、韩国、新加坡、南非、巴西、越南、泰国等国家和地区都有筛查的相关制度措施和筛查项目开展。如加拿大预防保健工作组便是提供初级保健和疾病预防服务的国家专门机构，该机构会依据新的证据定期更新肺癌、乳腺癌、结直肠癌、宫颈癌等的筛查指南。加拿大各省份都有结直肠癌筛查计划，全国结直肠癌筛查网络制定了 60% 的人群测试目标；大约 80% 的女性乳腺癌病例在第一阶段或第二阶段被诊断出来，将近 70% 的宫颈癌在早期被发现，这与筛查直接相关。韩国的 40 岁以上人群采用上消化道造影或内镜的方式开展每 2 年 1 次的胃癌筛查，结果表明内镜检查的效果更佳。

4.2.2　癌症筛查是早期发现癌症的有效手段

癌症筛查是早期发现癌症的有效手段吗？对此问题的答案应是肯定的。癌症已成为全球性的公共卫生问题。癌症筛查是肿瘤二级预防的主要手段，有证据支持癌症筛查能够早期发现癌症，提高生活质量，延长患者的生存期。就早期发现癌症的方法学而言，目前的主要手段有两种，一是癌症的有效筛查，二是民众的健康教育与认知度。后者旨在让民众获取和不断丰富健康相关知识，建立正确的健康意识及行为习惯，主动阻断不良的行为习惯，包括适时的体检、自检、就医等。早期发现癌症是癌症筛查的主要目的，能有效提高癌症治愈和长期生存的可能性。癌症筛查可以在患者还没有出现任何症状时及时地发现癌症，癌症发现得越早，就越容易治愈。以乳腺癌为例，通过乳腺钼靶 X 线摄影检查等筛查手段，如果发现为早期，则患者的 5 年生存率高达近 99%；但如果确诊时已是晚期，5 年生存率则迅速下降到 26.3%。据 USPSTF 报道，在 10 年时间内，因乳腺癌筛查而避免死于乳腺癌的人，每 1 万人中就有 45 人，这足以体现癌症筛查的作用和效果。大多数肿瘤如果能够早发现早治疗，几乎是不会影响今后生活质量的，早诊早治已是国际公认的对抗癌症的最有效手段，很多发达国家从中受益。

2017 年美国癌症协会发布的报告表明，癌症筛查的推广功不可没，在过去二十年里，癌症总体死亡率已经下降了 25%，而癌症筛查是使其降低的主要原因。得益于巴氏涂片和 HPV 检查的普及，过去半个世纪里，美国宫颈癌的发病率和死亡率持续下降，且至今仍在下降，过去 10 年的数据显示平均每年下降 0.8%。20 世纪中期，美国宫颈癌死亡人数在所有癌症中排名第 1 位，但在 2017 年已降至第 15 位，宫颈癌筛查与预防成效显著。在 20 世纪 50 至 70 年代，随着筛查的普及，英国的宫颈癌发病率也逐年下降。对肺癌而言，美国整体的预防控制近年来取得显著成效，客观地说，除了推行低剂量螺旋 CT 筛查，还有一项重要因素，这便是控烟（包括避免二手烟），可以说，二者同时发挥了积极有效的作用。2011 年，美国国家肺癌筛查试验的随机对照结果显示，与 X 线检查相比，采用低剂量 CT（LDCT）对肺癌高危人群进行筛查，使肺癌的死亡率下降了 20％。国际早期肺癌行动计划每年对高危人群进行一次低剂量胸部 CT 筛查。初步数据显示，筛查出的肺癌 80％为 I 期，其手术治愈率为 70％；与 X 线检查相比，CT 可以筛查出更多的早期肺癌患者。肺癌筛选研究将 3000 例患者随机分配至胸部 X 线组和 LDCT 组进行肺癌早期筛选。60％的肺癌得以检出，其中 40％由 LDCT 组检出，20％由胸部 X 线组检出。值得一提的是，这里的肺癌检出率、死亡率，并非是与未做筛查的比较结果。基于这些研究令人振奋的结果和筛查推广带来的效果，肺癌筛查研究进入全球 LDCT 时代，不少国家地区陆续开展了该项筛查。我国相关机构制定了 LDCT 肺癌筛查的专家共识、肺癌筛查推荐指南等。在今天的癌症防控形势下，从欧美一些国家的实践和经验中不难发现癌症筛查的价值，可认为它在癌症防控方面已成为一种主流趋势。

4.2.3 关于癌症筛查的弊端

虽然癌症筛查有明显获利的方面，但其弊端也不可忽视。开展癌症筛查需要具备相关条件，不可盲目进行。开展癌症筛查的条件应包括相应国家或地区的社区发展状况、卫生经济学评估结论，癌症的发生率和专项死亡率，具体筛查方法的科学性、可行性、有效性及安全性，筛查项目实施中和实施后的总体效益评价等。对项目不同阶段的效果、效益等开展评价为循证医学精髓所在，也是与时俱进的要求和体现。

与所有事物一样，癌症筛查有其两面性，如何认识、趋利避害，值得关注。如果一事弊大于利，又没有特别的理由让人们不得不做，那便不能做；如果各有利弊或者利大于弊，人们就得思考怎样趋利避害。总体来说，癌症筛查的利弊关系应属于利大于弊的范围。不过需要我们把握以下原则：①坚持用哲学的思维和观点作指导，抓住主要矛盾和事物发展的趋势，具体问题具体分析，不能一概而论、一刀切；②在科学的、循证的原则下开展癌症筛查的理论研究与实践，实事求是，尊重客观事实和客观规律；③把民众利益、社会责任作为工作准则和目标，顺应民众的需求和时代的发展步伐；④把握好利与弊的关系，防控利向弊的转化和弊的扩大化，做好趋利避害工作。

前列腺癌筛查的争论是癌症筛查利弊上十分经典的案例。争论始于USPSTF于2012年发布的基于前列腺特异性抗原（prostate specific antigen，PSA）的前列腺癌筛查指南。原本PSA作为前列腺癌筛查的指标得到美国泌尿协会的支持，但指南指出，由于筛查的获益未大于危害，因此无论年龄如何均不推荐进行基于PSA的前列腺癌筛查。USPSTF提出，应该用证据说话，关注安全性与利弊得失。由英国癌症研究所资助的一项有史以来规模最大的前列腺癌筛查试验刊登在JAMA上。研究人员邀请400000多名正在进行初级保健访问的男性参加该筛查试验。结果两组患者的前列腺癌相关死亡率相同（0.29%）。PSA筛查的假阳性率高，会给一部分轻症患者带来不必要的精神压力和治疗痛苦。随后《英国医学杂志》上发表了一项关于PSA检测对前列腺癌筛查有效性和安全性的研究，包括5项随机对照研究，总计721718名参与者。总体而言，PSA筛查对全因死亡（IRR 0.99）以及前列腺癌特异性死亡（IRR 0.96）并无显著影响。模型研究发现，在每1000名接受筛查的男性参与者中，分别有1人、3人和25人在筛查后会发生败血症住院、严重尿失禁以及勃起功能障碍。另有调查发现，有20%～50%筛查出的前列腺癌患者被过度诊断。随着年龄的增长，前列腺癌的过度诊断率逐渐增加。在70岁以上男性中进行PSA筛查生存收益并不能超过预期寿命，弊大于利。因此不建议70岁以上人群进行基于PSA的前列腺癌筛查。55～69岁男性是否行PSA筛查，应按照个体化决策，充分考虑筛查潜在的获益和风险。

对于一些目前并无成熟有效筛查手段的癌种，还无法做到早期筛查。有的癌种虽然已有一些检查方法，但是检查手段的灵敏度、特异度都不符合要求，不能有效地降低这些癌症导致的死亡率，尚需在基础研究和临床试验方面不断努力。对这些癌种的早诊问题，建议患方跟医生共同分析利弊、讨论决策，但不可作为医疗常规化的制度。

筛查方法用于临床前，需要进行严谨的评价，通常应同时具备以下几点：①有效性和特异度，可以相对灵敏地发现某种癌症及其癌前病变；②安全性——没有明显和大的副作用；③可操作性及便利性——可用于大规模人群的检查；④项目的卫生经济学评价符合一定要求；⑤需要相关临床研究数据与证据的支持，并开展定期回顾、评价，并适时调整完善。

美国国家综合癌症网络肺癌筛查指南中的肺癌筛查风险明确告知患者，筛查可能有下列不利之处：无法检测出微小侵袭性肿瘤或隐匿性疾病，会对生活质量产生影响（即患者担忧检测结果），会出现假阳性、假阴性结果，会导致不必要的诊治，有放射性暴露的风险，以及导致额外花费。这样的告知应是有必要的，只是对每一点须要细读和进一步地理解。对放射性问题而言，已知小于 100 mSv 对人体并无明显的影响，而一次 LDCT 为 1 mSv，普通 CT 也不超过 5 mSv。由筛查带来的心理问题在欧美一些国家的关注度较高，其实无论关注度怎样，这类心理问题都确实存在，医务人员需加强与患者的沟通，对其进行情绪疏导。当人们通过筛查发现癌症后，早期也不一定就需要帮助改善健康或提高寿命，有些低生长、非侵袭性癌种并不产生危害，人们只需进行定期监测。数十年来，癌症似乎已和死亡联系在一起，以至于一些患者一旦被贴上癌症的标签便万分焦急，甚至病急乱投医，选择高风险、高侵入性的治疗。这样就更可能出现过度诊断、过度治疗等问题。

过度诊断、过度治疗是如今讨论最多的话题，而癌症筛查就有可能导致过度诊断和过度治疗。据现有筛查技术很难判断早期肿瘤生长的侵袭性和生长速度，可能会带来更大的危害和医疗资源的浪费。对过度诊断、过度治疗切不可低估，这一方面有赖于有效的管理，包括应用筛查管理工具开展决策分析、分享及进行共同决策等；另一方面则需推动技术的进步，如积极开展液基检测、寻找新的高效标志物、进行基因检测及个性化的追踪服务等。以此尽量避免或减少过度诊断、过度治疗的发生。

癌症筛查，因癌而异、因地而异、因人而异。有些癌症已经过全球的实践积累，早筛早诊早治，效果是肯定的，如乳腺癌、宫颈癌、结直肠癌、肺癌等。针对这几种癌症的筛查目前已有明确的指南和管理原则，医生可在遵循相关指南和原则的前提下，结合患者的具体情况加以运用，避免过度检查和过度诊治。癌症筛查如果没有科学的指南和严格的管理，将不可避免地陷入混乱，带来问题与弊端；反之则可能很好地控制问题和弊端，达到趋利避害的目的。

4.2.4　癌症筛查的意义

健康是促进人全面发展的必然要求，是国家富强和人民幸福的重要标志。可以说拥有健康的国民，意味着拥有强大的综合国力和可持续发展的能力。因此，癌症的发病率、死亡率及伤残调整寿命年（disability adjusted life years，DALYs）直接影响着生产力水平。对此，我们应从一定的高度不断地增强认知。

癌症筛查的制度和机制建立体现着国家或地区对癌症的防控水平、防控能力以及相关的治理水平。从循证视角观察多国的筛查实践利弊并做比较，整体是明显获利的，其弊端可以得到较好控制，属于管理范畴。通过人群癌症筛查，无论是有组织的、社区的，还是项目的实施，均可以提升人群的防治意识，并且看到癌症的防治希望，树立良好的抗癌信心。

癌症筛查具有潜在的预防作用。从正常组织到发生癌变的中间阶段称为癌前病变，癌前病变本身并非恶性，但在某些因素作用下，很容易变为恶性肿瘤。筛查可以发现癌前病变，不同个体的癌前病变发展结局迥异，虽然这类病变者被要求定期检测、尽早地阻断相关的刺激因素或较早地采取医疗措施，但不管怎样，有的终身不变，有的却变了，显然这样的迥异表现受多因素影响。恶性肿瘤的发生发展是一个多因素、多阶段的缓慢渐变过程。虽然早期筛查能够发挥防癌作用，但不能忽视健康的生活方式对预防癌症的重要性，相关部门要通过筛查促进健康教育与健康生活方式的推行。据世界卫生组织下属的国际癌症研究机构（IARC）统计，如果改变生活方式，有超过 50% 的癌症可以避免。美国癌症学会提出了 10 条预防癌症的建议，包括远离烟草，减少酒精摄入，多吃蔬菜和水果，控制体重，坚持锻炼，知晓自身及家族的身体状况、患癌风险，保持定期体检和必要的癌症筛查等。可以认为，癌症筛查和健康教育与健康生活方式的推广存在相辅相成的关系，适时开展癌症筛查有助于提升人们对健康生活方式的认知度，向健康生活方式靠拢。

据世界卫生组织统计，在一些发达国家，每年有 40%～50% 的女性会接受宫颈癌筛查，但在一些发展中国家，这个比例仅为 5%。2018 年 5 月，世界卫生组织发出总动员令，要在全球范围内消除宫颈癌。在 2018 年，一项由中国科学家主导研发的宫颈癌快速筛查技术——careHPV 检测，成功获得世界卫生组织资格认证，这意味着它能够进入国际市场，惠及全球更多贫困地区的妇女。《柳叶刀-肿瘤学》曾刊发了这项研究成果，并配发述评。研发团队负责人中国医学科学院乔友林教授表示，中国的这项 HPV 快速筛查技术必将为消除宫颈癌、造福人类做出积极的贡献。有数据显示，该项快速筛查技术的敏感度为 89.7%、特异度为 84.2%，接近或达到目前欧美一些国家使用的第二代杂交捕获技术。同时，操作时间也大大缩短。

4.2.5 及时建立适合我国国情的癌症筛查制度

2006—2016 年，全球癌症病例增加了 28%。仅 2016 年，全球就有 1720 万癌症病例，导致 890 万人死亡。有 130 个国家和地区的癌症 ASIR 增加。2016 年，癌症在全球造成了 2.132 亿 DALYs，其中 98% 来自死亡损失健康生命年，2% 来自伤残损失健康生命年。全球疾病负担研究（the global burden of disease study，GBD）表明：社会人口指数（socio-demographic index，SDI）较低的国家癌症负担迅速增加，但 SDI 较高的国家罹患癌症的概率和相关的死亡率仍然较高。据 IARC 2021 统计报告，我国已成为全球新增癌症病例最多的国家，环境污染、慢性感染、酗酒吸烟、不良生活方式等诱发因素明显。中华医学会于 2018 年 2 月公布的《中国肿瘤防治进展》中显示，中国癌症死亡人数占全球 27%，死亡率高于世界平均水平，每天 1 万人确诊癌症，7500 人死亡。这是我国癌症患者数量不断增加不可回避的现状。根据 GBD 的进展及我国癌症流行状况，我们应为癌症预防、早诊早治、中晚期治疗等方面做好积极的准备。不可否认癌症是主要的健康危险因素，这为制定卫生政策、分配卫生资源提供了决策依据。

癌症作为高医疗成本的疾病，给世界各国都带来了沉重的经济负担。所谓癌症经济负担，主要指由于癌症诊治过程、伤残以及过早死亡带来的经济损失和资源消耗的总和，包括直接负担、间接负担和无形负担。从癌症负担的多层面、多方位角度看，其影响非单一方面，对个人、家庭、社会及国家而言都承受其重，可认为这是一种多重的综合负担。如单就个人、家庭层面来说，就有经济、心理、工作、生活及生存质量影响，伤残及家庭成员受累等方面。社会和国家层面累加效应尤不可低估，包括前面提及的综合国力和可持续发展问题等。2016 年发表于《柳叶刀-肿瘤学》的《中国、印度、俄罗斯有效控制癌症所面临的挑战》（"Challenges to effective cancer control in China，India，and Russia"）一文谈到环境与癌症、癌症的 1～3 级预防、发病率、癌症负担及中医治疗等内容。文中显示：欧美发达国家癌症 5 年生存率已达 60%～70%，而中国仅为 30.9%。分析其中原因，不排除来自癌症筛查因素的影响。癌症的早诊早治无疑有助于降低癌症患者给自身和社会所带来的经济负担。

癌症的一级预防目前只能是有限的少部分，从这个意义上讲，提供普遍而有效的癌症控制策略至关重要。特别是在 SDI 较高的国家，某些癌症在 ASIR 增加的同时，年平均年龄标准化死亡率在减少，这符合我国现状，也从另外的方面说明了早期癌症检测和有效治疗是完全有可能获益的。

为增强国家的综合国力和可持续发展的能力，我们有必要对癌症的早发现、早诊断、早治疗做出有效的战略规划与投资。目前，癌症早期筛查在我国已得到重视，强化慢性病筛查和早期发现，作为"防治重大疾病"的重要手段，将早期筛查作为公共卫生服务的一个项目，积极推动癌症等慢性病的机会性筛查，并逐步将符合条件的癌症等重大慢性病早诊早治适宜技术纳入诊疗常规。《"健康中国 2030"规划纲要》提出，到 2030 年实现全人群、全生命周期的慢性病健康管理，总体癌症 5 年生存率提高 15%。上海市抗癌协会 2018 年开始编写并发布《居民常见恶性肿瘤筛查和预防推荐》，给出了肺癌、结直肠癌、肝癌、胃癌、乳腺癌、宫颈癌、前列腺癌等常见恶性肿瘤的筛查和预防方法，用于公众参考。各地也陆续开展了有益的人群癌症筛查探索，并获得了一些数据资料。

由于卫生资源有限，癌症筛查策略的制定还需遵循成本效果原则。目前，国际公认适合筛查的癌种包括宫颈癌、结直肠癌、乳腺癌和肺癌。这些癌症的筛查策略较为成熟，且存在经过成本效果分析的筛查推荐方案，可以降低 10%～30% 的死亡率。虽然其中肺癌筛查在卫生经济学评价上稍次之，但仍可行。USPSTF 等机构为此进行了专门的科学论证，并给予 B 级推荐，即高度确认、净获益为中度/中等确认或净获益中度到高度。肺癌作为全球癌症死亡人群主要死因之一，也是我国 30 年来发生率增长极快的一种癌症，在未来一段时间，必将一直是我国癌症防治的重心所在。美国卫生与公共服务部

（HHS）发布的"健康美国 2020"战略目标已涉及上述宫颈癌、结直肠癌、乳腺癌和肺癌的发病率、死亡率及筛查目标。国内外成功的乳腺癌、宫颈癌和结直肠癌筛查项目所取得的经验，可作为我们制定相关癌症筛查制度、策略及行动的重要借鉴。实际上，筛查不管对哪种癌症都有其目标人群，即具有危险因素的人群，包括自身或环境暴露的危险人群，这便给筛查指南制定适应对象提出了相应的要求。而一个完整的癌症筛查项目应包括易感人群的筛查、检测、临床诊断、治疗四部分。

从我国国情出发，立足增强综合国力、可持续发展、有效减轻癌症综合负担，建议：①从国家层面对癌症防控及筛查进行顶层设计、战略规划，制定法规性、纲领性的指导文件，绘制实施路线图。②设立自上而下的专门的组织机构非常有必要，成立防控网络和数据库，建立一套有效的运行机制，并用制度来保证正常工作的开展。同时，优化整合现行体系中预防控制和疾病治疗的分离状态，形成对癌症等慢性病有效的防控格局。③制定实施行动计划，发挥中央和地方两方面的积极性，甄别遴选出适合国情省情的筛查癌种，分批分阶段实施，初期可考虑多种方案，如中央和地方财政补助方案等；将癌症筛查纳入医保或降低患者自付费用比例以提高癌症筛查的参与率及工作的推进程度，各省区也可依据自身实际开展基于人群筛查的试点工作。④借鉴癌症筛查国际模式，在初步选定的癌种中有组织地推进以人群为基础的癌症筛查，开发利用新系统，这种系统不仅能在患者前往社区时推荐符合自身的癌症筛查类别，还可以跨社区开展筛查，并实施追踪服务，从而提高癌症筛查服务水平。此外，开展针对最需要进行筛查人群的宣传、制定健康教育策略等也非常必要。⑤基于我们癌症筛查还面临着卫生保健基础设施不够健全、癌症预防意识较薄弱、资金不足、人力资源有限等困难，结合我国的"癌情"和环境等因素，对筛查指南、原则的制定须"国情化"。⑥今天我国城市社区卫生服务中心建设及功能发挥令人欣喜，不仅具有高级、中级、初级医技人才队伍，还推行各种医联体服务形式。另外，乡村的卫生院建设也在日益完善。这些因素都为开展人群癌症筛查创造了有利条件，可有针对性地培植、布局，打好基础。⑦可以多模式、分期分批、全面与局部结合、试点间结合等形式在我国开展基于人群的癌症筛查，做到有计划地实施、推进相关癌症筛查；对一些存在争议的癌种，如肺癌，须做好认真而具体的客观分析。有研究报告认为，肺癌 LDCT 筛查的成本效果在不同人群中有明显差别，肺癌高危人群比普通人群、女性比男性都更具成本效果。因此，对于大规模推广应用 LDCT 进行肺癌筛查，需更慎重一些。

面对我国癌症流行病趋势、癌症的综合负担状况，从国情出发，建立癌症筛查制度，制定战略规划和有效的工作机制，并针对高发、危害大的癌种，开展基于人群的有组织筛查，这些工作都是十分必要的。由于卫生资源的有限性，在选择筛查方案时进行成本效果分析是必不可少的环节，而不同肿瘤、不同筛查方案的成本效果往往相差较大，国家和各地相关部门应依据不同地区的癌症流行情况、经济发展水平以及卫生资源数量和配置状况，遵循卫生经济学原则，尽早推出科学、有效、可行的筛查方案，以建立完善的制度和组织构架，落实配套措施。

对癌症的今天和明天而言：早发现、早诊断和早治疗是癌症防控确定性的有效途径，而癌症筛查则是实现"三早"确定性的有效手段。

4.3　迎接认知医疗时代的到来

信息理论学家约翰·冯·诺依曼（John von Neumann）在 20 世纪 50 年代指出：技术正以其前所未有的速度增长，我们将朝着某种类似奇点的方向发展，一旦超越了这个奇点，我们现在熟知的人类社会将变得大不相同。今天，以人工智能为代表的科技新浪潮正向奇点逼近，而人工智能在医疗领域中也正发挥着越来越重要的作用。2019 博鳌亚洲论坛上曾提出一个新的科技时代即 ABC 时代的来临。ABC 分别指人工智能（artificial intelligence，AI）、大数据（big data）以及云计算（cloud computing）。以云计算为基础、人工智能为中枢、大数据为依托，ABC 将深度结合并广泛应用于各个传统行业。在 ABC 时代背景下，我们认为认知医疗已应运而生，认知医疗可以帮助人类解决医疗卫生所面临的许多管理困境和技术难题。在 ABC 时代背景下，面对认知医疗，可从如下五个方面予以认识和应对。

4.3.1　人类认知与认知科学

4.3.1.1　何谓认知

认知（cognition）一词来自心理学范畴，它是人类通过认识的过程而获得的知识。人类真正的第一次认知革命发生于 10 万年到 7 万年前，认知革命让历史正式启动。无论是约 1 万年前的农业革命，还是约 500 年前的科学革命，或者历史性的思想文化运动，乃至厕所（马桶）革命，都与认知密切相关。人类的自我认识和意识是人类独具的特征，不断的觉醒使得人类成为地球的主导者。列宁说，哲学史简略地说就是整个认识的历史。这个认识的历史具有大量自我认识的内涵与经验教训。认知学习理论是通过研究人的认知过程来探索学习规律的重要学习理论，主要包括建构主义学习理论、认知主义学习理论，相对应的有行为主义学习理论等。建构主义学习理论在 20 世纪 90 年代出现并发展为主导的学习理论。我们每个人对人对事都有各自不同的体验和理解，基于自身状况，带着学习、借鉴及批判的眼光在整个学习过程中是有益的。建构主义学习理论认为，建构一方面是对新信息的意义的建构，同时又包含对原有经验的改造和重组。学习是引导从原有经验出发，生长（建构）起新的经验。学习理论的革新有力推动了人们认知的进步。

4.3.1.2　认知科学

认知科学（cognitive science）为 20 世纪后期出现的前沿性尖端学科。认知科学最初于 1956 年马萨诸塞理工学院的一次信息论科学讨论会上被提出，是由六大学科有机结合起来的新学问，重点研究认识过程中信息的传递方式。1979 年，由 Roger Schank、Allan Collins、Donald Norman 及其他一些来自心理学、语言学、计算机科学和哲学界的学者共同成立了认知科学协会，使认知科学得到了迅速发展。人类进入 21 世纪之初，充分认知与体验到科技力量的美国提出了由 NSF（National Science Fund）和 DOC（Department of Commerce）共同资助多学科汇聚的特别报告，最终报告长达 680 多页，结论为四个字母——NBIC，即 nanotechnology（纳米技术）、biotechnology（生物技术)、informational technology（信息技术）、cognitive science（认知科学），可见认知科学的特殊地位。直到现在，认知科学发展为一门包含不同领域学科的广泛的综合性学科，它研究人类认知的本质和规律，探索人类的智力如何由物质产生和人脑处理信息的过程。

4.3.2　认知计算与人工智能

4.3.2.1　认知计算

认知计算（cognitive computing）是于 20 世纪后期出现并逐渐使用起来的一项技术，它和模拟人脑的计算机系统之人工智能直接相关。传统的计算技术是定量的，并着重于精度和序列等级，而认知计算试图解决生物系统中的不精确、不确定和部分真实的问题，以实现不同程度的感知、记忆、学习、语言、思维和问题解决等过程。认知计算的一个目标是让计算机系统能够像人的大脑一样学习、思考，并做出正确的决策。从某种层面上讲，认知计算是人脑精良的辅助系统及工具，可令大脑发挥至前所未有的地步。尤其当大数据时代到来，怎样发现全新关联模式，认知计算技术可谓正当时。

4.3.2.2　认知计算与人工智能

虽然认知计算包括部分人工智能领域的元素，但是它涉及的范围更广。认知计算不是要生产出代替人类进行思考的机器，而是要放大人类智能，帮助人类更好地思考。认知计算具有理解、推理、学习三大突出特性，能够理解各种形式的非结构化数字，能够从结构与非结构化的海量数据中做出有效判别。认知计算与人工智能，一个更偏向于思维与技术体系，一个更偏向于最终的应用形态。认知计算的渗透，让更多的产品与服务具备了智能，而认知计算本身也是在向人脑致敬，所以双方不仅不矛盾，反而是相辅相成的。如果说人工智能关注的是"读懂人的世界"的话，那么认知计算可以说更关注"读懂大数据的世界"，目前能够准确理解巨大数据内容的只有人脑，但在大数据洪流面前已"不堪重负"。

4.3.3　认知医疗及其未来

4.3.3.1　认知医疗的出现

认知医疗将认知科学、认知技术与医疗理论、实践密切结合，并较为充分地开发运用人工智能，以有效解决医疗临床问题。同时有学者认为它是以数据为基础、以认知计算为手段的跨学科、跨领域的产物。目前，处于认知医疗技术领域先进地位的是 IBM 沃森健康（IBM Watson Health），其将认知系统广泛应用于医学影像、生命科学和制药、全程医疗护理、肿瘤与基因、医疗支付五大领域，明显提高了医学研发效率，改善了临床结局，精简了管理流程，促进了医患互动。

循证医学是利用流行病学、医学统计学等手段，对医疗行为进行规范，而利用大数据、人工智能、云计算等技术手段的认知医疗，是医学科学的新引擎和翅膀。

4.3.3.2　认知医疗核心技术

在认知医疗领域，认知计算发挥着特殊的作用，其运算模式可以实现超常的分析推演，带来科学的认知决策。其中 NBICS（纳米—生物—信息—认知—社会）技术的综合研发应用不仅可以给医疗领域带来显著的变革，而且可能成为人类伟大变革的推进器。NBICS 的聚合技术则可作为发展进程里十分重要的指引。因为一旦我们能够从如何（how）、为何（why）、何处（where）、何时（when）这四个层次上理解思维，我们就可以运用纳米科技来制造，运用生物技术和生物医学来实现，再运用信息技术来操纵和控制，使 NBICS 的聚合技术进入神奇的工作流程，产生神奇的效能。

4.3.3.3　认知医疗关键路径

有一条有效、重要甚至十分关键的实现认知医疗的路径，就是创建认知医疗机构。认知医疗机构意味着内部的"产品"与流程能够思考——感知重要事务、对所有数据进行推理，并持续学习和改进。该医疗机构会积累职业知识技能，令每个专业、病种的知识都快速增加。认知系统可以让人们获得更好、更新的信息和洞察力，进而更好地完成工作；还可以实现更深入地与人互动、与患者交互，利用社交网络等信息来源，创建精准的个人资料、了解服务对象的需求和看法，并采用这些信息探明、解决对个人而言真正重要的事情。与此同时，认知医疗机构的发现创新能力得到增强，能更加清晰地显示未来发展的道路。

4.3.4　认知医疗的应用

4.3.4.1　健康及临床大数据建设

实现认知医疗构建发展的关键在于医疗大数据的积累和数据库的健全。健康大数据随着公共卫生事业的大力推进发展、社区卫生的蓬勃兴起、穿戴医疗保健设备的较广泛应用而大量产生，这些都是重要的健康资源。健康大数据的特点为量大、增长率快、多样化程度高，目前的表现形式主要为健康档案、电子病历、数字图像数据等。可以预见，未来将会有更多的独立机构和公司加入健康大数据的产业中。

临床大数据方面，美国时间生物钟中心哈尔博格教授已建立起了不同年龄、性别的基本特征基础值，包括血压、心率、体温、激素、BMI 等。利用连续的体征数据可以对未来的健康变化风险进行预警。疾病的形成初期首先会出现体征波动规律紊乱，通过智能硬件连续采集用户的体征数据，再通过规律性的判断发现未来健康变化的风险。另外，在亚特兰大埃默里大学医院5楼ICU病区，各种设备与密密麻麻的传输数据线映入眼帘，通常 20 张床的 ICU 每秒钟可生成 16 万个数据点。医疗人员将上述相关数据流通过含认知技术的软件加以分析处理，可以很好地捕捉到有价值的预警信号。

4.3.4.2　认知医疗模型与应用软件

科技发展使得获取数据相对容易，而如何对数据展开专业分析、深度学习、计算，并从中发现相关性，建立模型，最后再诞生具有创造性的可转播复制的应用产品，才是健康大数据的根本。利用认知技术、大数据实施新型认知方法，建立疾病风险模型，甄别关键风险因素，可大大提升临床关键问题的解决与科学研究水平。依据模型与认知分析做出的临床决策系统也可大大提升医疗质量，并针对个体状况提出个性化的诊疗计划建议。

临床一方面可以开展针对模型软件的合作或独立研发，另一方面可以改进模型软件的应用。现在已经有一些公司与临床合作开发出了应用模型软件。例如，IBM 中国研究院利用认知技术、大数据分析等科技助力阜外医院开发了针对急性心梗的"死亡风险预测模型"，该模型可以展示不同类型风险因素对院内死亡影响的权重。又如，腾讯公司首款将人工智能技术运用于医学领域的AI 产品——腾讯觅影，经临床应用显示已具备对食管癌较好的筛检功能，筛检诊断用时可不超过 1 分钟，其早发现的准确率能达到 80% 左右。

IBM 公司研发的沃森肿瘤专家（Watson for oncology，WFO）能为患者提供精准治疗方案。每一个治疗方案都有较为充足的循证支持，以降低误差和风险。WFO 以实证为基础为医生提供治疗方案建议，其存储的海量医学数据包括临床的样本数据，大量患者记录、影像资料，汇总了成千上万的信息资料。WFO 从患者的一些关键属性数据，包括临床的病理数据如病史及临床特征，把患者所需要的病理数据做自动读取，再结合患者的具体情况选择符合癌症治疗指南或实证的方案，最后通过整体的已经学习到的证据为这个患者提出一个精准的治疗方案。这个治疗方案会通过大量的证据来匹配，如并发症、禁忌证、治疗临床偏好、药物信息、已发表的相关报告等，往往一个治疗方案包括几十个方向的内容。癌症治疗本身就是一个医学的循证及真实世界的逻辑关系，是综合评估诊疗指南与精准的个性化治疗方案后得到的决策。

4.3.4.3 精准诊疗方案制定

一方面，已知遗传性因素导致儿童及新生儿疾病，而遗传因素在肿瘤的发生中约占 10%，当智能系统获得特定人群肿瘤遗传易感基因突变生物大数据后对遗传性肿瘤进行预防干预、早期诊断，精确分子分型诊断及精准的治疗成为可能。从临床获取生物大数据到存储、从存储到数据知识化、从数据知识化到最终应用，以生物大数据 data baseline 为基础所构建的疾病预防、筛查、诊断及预后模式势在必行。另一方面，在相关疾病中根据基因检测的结果针对性地制定诊疗方案，效果显然更好、更精准。研究人员应用科学专业知识和基础设施，在病人的诊断、治疗方案的选择及监测中将大量的基因组数据转化为临床可操作的结果，通过研究开发商业化的、以基因组为基础的临床实验室服务，提高诊疗决策的质量。美国西奈山伊坎医学院为患者的整个基因组测序，检测患者体内的 30 亿个核苷酸，并在它们当中找出大约 1000 万个与研究疾病相关的脱氧核糖核酸片段。为了使研究与治疗水平得到长足发展，还需进行其他大量工作，如提高计算机测序速度，中短期目标是将测序时间压缩至 1 小时。西奈山伊坎医学院的试点项目结果显示，在许多临床实验室中，多维的个性化基因组分析对患者的治疗来说比特定基因的筛查更加有效。在目前的癌症个性化治疗项目中，研究人员与临床医生通常会同时收集由患者基因组成的相关数据及其肿瘤组织的测序数据，再通过比较探明个性化遗传分析对于患者癌症治疗的作用。每一种肿瘤都有其独特的信号通路与遗传特征，这些因素直接影响着肿瘤的发生发展与癌症的临床疗效。

如果数据真的可以与基因相连接，医疗科技将会多出一个从数据的角度来研究人类基因缺陷的路径，或将推动基因疾病治疗方案的进程。美国的生物科技已经实现了基因的 3D 打印，前提是必须让基因以数字的形式体现出来。基因数据化以及和症状的结合，将会是一个伟大的开始。

4.3.4.4　智慧医院的建设

智慧医院系统由数字医院（包括全网络、全方位、全关联）和提升应用两部分组成。数字医院由 HIS、LIS、PACS、传输系统、医生工作站五个部分组成。这在大部分医疗机构中已经实现，目前面临的是更新换代、整合升级、消除信息孤岛等问题。提升应用需要更多的关注，重点是智能智慧，如海量数据计算处理技术、临床决策智能系统等。智慧医疗能全面提升医疗机构的诊疗能力和水平，让互联的授权医生随时查阅患者的病历、患史、治疗措施。协作友好型信息库，能预防并实时感知、应急处理不良事件。员工知识技能获取能力、创新研究能力的不断提升，能保证可靠地搜索、分析和引用证据支撑临床诊疗决策。

4.3.3.3 节中提及的认知医疗机构，可认为是智慧医院的升级，创建中我们应该通盘考虑、统筹规划。

4.3.4.5　医疗机器人的应用

认知医学在医疗领域有着可期的发展前景，医疗机器人的应用业已呈现一定趋势。手术机器人是医疗机器人的重要部分，如达·芬奇机器人系统，它不仅应用广泛、收效良好，还有着较高的安全性。2010 年，我国达·芬奇机器人的手术量是 615 台，到了 2016 年，达到 1.8 万台，2017 年突破了 2.7 万台。除了手术机器人，外放射机器人的开发应用也充分体现了放疗中的一个关键话题——精确度。在实际运用中，外放射机器人的操作精确度达到了亚毫米级别。再就是辅助手术机器人系统，其主要通过导航设备辅助支持手术顺利进行，并且可以提高手术质量和效率。辅助机器人较多从事护理作业，其中值得一提的是一种采用增强现实（AR）辅助治疗老年痴呆和认知障碍的 PARO。康复机器人、服务应用类机器人的开发应用也都受到关注和欢迎，它们对需求的针对性较强。属于服务应用类机器人范畴的杀菌消毒机器人在医疗机构里受到欢迎，使用后医院的交叉感染率明显下降，医院环境得到改善。

目前，国内外不少机构都在研发先进的医疗机器人系统，针对需求，服务临床。例如，总部位于美国马萨诸塞州的 Medrobotics，旗下的 Flex 机器人系于 2015 年 7 月获得美国 FDA 批准上市；谷歌与强生公司联合成立的 Verb Surgical，向达·芬奇机器人提出挑战；美国加利福尼亚州的医疗器械公司即 Hansen Medical，研发了机器人导管系统和用于治疗血管疾病的麦哲伦机器人系统；位于美国加利福尼亚州的 Ekso Bionics 致力于开发医疗用途的可穿戴外骨骼，是这个行业的先驱代表，于 2016 年获得美国 FDA 批准，用于中风和 C_7 水平骨髓损伤，已运用于众多康复机构；另外，还有远程机器人、老年及残疾人护理机器人的开发应用等。国内的研发应用也在迈步向前，如神经外科方面的手术机器人 Remebot、腔镜机器人妙手、天智航双平面骨科机器人等。

4.3.5　未来展望

人工智能及认知技术正加速发展，在医疗行业领域的应用越来越广泛，将会对传统医疗产生颠覆性影响。

整合临床数据，实现医疗数据的互联互通。临床大数据整合是认知医疗的基础，医学领域的数据特点是大量、动态、可持续，要实现认知医疗的迅速发展，必须实现医疗数据的互联互通。数据孤岛是医疗大数据挖掘的最大障碍，而只有对数据进行提取挖掘，才能集成新的信息，将认知转变为行动。临床大数据的整合一方面是国家层面的资源整合，另一方面在于区域或自身的努力。只有积极搭建数据库和数据平台，加强云计算等技术布局，推动人工智能的基础软硬件技术开发，才能实现数据的互通互联。

加强智能技术开发，实现非结构化数据挖掘。医疗记录的数字化催生出丰富的结构化数据和非结构化数据，后者包括患者就医过程中的临床描述、影像资料、医学报告、住院记录、出院小结等。目前，针对结构化数据已有一些计算方法，但针对非结构数据的挖掘技术仍然不理想。医疗领域急切需要更有效的方法帮助临床医生和科研人员应对"信息爆炸"的问题。因此，应布局实施人工智能关键技术重大战略计划，优先支持计算机视觉、自然语言理解与分析推理、智能语音处理等关键技术研发。同时，尽快组建人工智能创新平台，建立国家级人工智能重点实验室和研究中心，引导和支持人工智能创新。

推进认知医疗临床应用，促进认知医疗产业发展。认知技术在医疗领域有着广泛的应用前景。现阶段，认知技术在医疗领域进行了大量探索，但最终应用到临床的微乎其微，其中医疗行业的复杂性是一个重要原因。基于人工智能、大数据、云计算等技术手段的认知医疗，应帮助医护人员更全面地了解患者的相关信息和诉求，改变传统的临床诊断路径，形成个性化的健康服务体系。同时，积极思考和探索认知医疗机构的创建，在前瞻性的部署下，有计划、大胆地推进，以促进机构与成员认知能力的提升。因此，认知医疗应加快将研究结果转化为实际成果，推进认知医疗技术的临床应用，促进认知医疗的产业发展。而认知医疗在国家层面的突破需要有宏大的规划和相当的投入，需要多方、多层面的努力。从总体目标的计划部署、支撑条件、集约规模等方面来看，我国医疗行业需要清晰认识 ABC 时代和认知医疗的特性，勇于立潮头，顺势而大为。

参考文献

Hulley S，Cummings S，Browner W，et al. Designing Clinical Research ［M］. 3rd ed. Philadelphia (PA)：Lippincott Williams and Wilkins，2007.

Patricia Farrugia，Bradley A Petrisor，Forough Farrokhyar，et al. Practical tips for surgical research：research questions，hypotheses and objectives ［J］. Canadian Journal of Surgery，2010，53 (4)：278-281.

杨丽虹，刘少南，吴大嵘，等. 最小临床意义差值的概念及其估算方法 ［J］. 中国循证医学杂志，2020，20 (11)：1345-1352.

Wright A，Hannon J，Hegedus E J，et al. Clinimetrics corner：a closer look at the minimal clinically important difference (MCID) ［J］. Journal of Manual & Manipulative Therapy，2012，20 (3)：160-166.

刘炫麟. 受试者知情同意伦理审查中的法律要点 ［J］. 中国医学伦理学，2022，35 (11)：1188-1195.

Bray F，Ferlay J，Soerj omataram I，et al. Global cancer statistics 2018：GLOBOCAN estimates of incidence and mortality worldwide for 36 cancers in 185 countries ［J］. CA：A Cancer Journal for Clinicians ，2018，68 (6)：394-424.

Fitzmaurice C，Akinyemiju T F，Al Lami F H，et al. Global，regional，and national cancer incidence，mortality，years of life lost，years lived with disability，and disability-adjusted life-years for 29 cancer groups，1990 to 2016：a systematic analysis for the global burden of disease study ［J］. JAMA Oncology，2018，4 (11)：1553-1568.

Rottenberg Y，Zick A，Levine H. Temporal trends of geographic variation in mortality following cancer diagnosis：a population-based study ［J］. BMC Public Health，2019，19 (1)：22.

Fan L，Strasser-Weippl K，Li J，et al. Breast cancer in China ［J］. Lancet Oncology，2014，15 (7)：279-289.

Ardahan M，Temel A B. Visual inspection with acetic acid in cervical cancer screening ［J］. Cancer Nursing，2011，34 (2)：158-163.

Okonkwo Q L，Draisma G，der Kinderen A，et al. Breast cancer screening policies in developing countries：a cost effectiveness analysis for India ［J］. Journal of the National Cancer Institute，2008，100 (18)：1290-1300.

Choi K S，Jun J K，Suh M，et al. Effect of endoscopy screening on stage at gastric cancer diagnosis：results of the National Cancer Screening Programme in Korea ［J］. British Journal of Cancer，2015，112 (3)：608-612.

Siu A L. Screening for breast cancer：U.S. preventive services task force recommendation statement〔J〕. Annals of Internal Medicine，2016，164（4）：279－296.

Smith R A，Andrews K S，Brooks D，et al. Current guidelines for the American Cancer Society and current problems in cancer screening〔J〕. CA：A Cancer Journal for Clinicians，2018，68（4）：297－316.

Siegel R L，Miller K D，Jemal A. Cancer statistics，2018〔J〕. CA：A Cancer Journal for Clinicians，2018，68（1）：7－30.

Aberle D R，Adams A M，Berg C D，et al. Reduced lung-cancer mortality with low-dose computed tomographic screening〔J〕. The New England Journal of Medicine，2011，306（5）：395－332.

中华医学会放射学分会心胸学组. 低剂量螺旋 CT 肺癌筛查专家共识〔J〕. 中华放射学杂志，2015，49（5）：328－335.

Tsodikov A，Gulati R，Heijnsdijk E A M，et al. Reconciling the effects of screening on prostate cancer mortality in the ERSPC and PLCO trials〔J〕. Annals of Internal Medicine，2017，167（7）：449－455.

Martin R M，Donovan J L，Turner E L，et al. Effect of a low-inten-sity psa-based screening intervention on prostate cancer mortality，the CAP randomized clinical trial〔J〕. JAMA，2018，319（9）：883－895.

Ilic D，Djulbegovic M，Jung J H，et al. Prostate cancer screening with prostate-specific antigen（PSA）test：a systematic review and meta-analysis〔J〕. BMJ，2018，362（8186）：367.

Loud J T，Murphy J. Cancer screening and early detection in the 21(st) century〔J〕. Seminars in Oncology Nursing，2017，33（2）：121－128.

Ebell M H，Lin K W. Accounting for the harms of lung cancer screening〔J〕. JAMA Internal Medicine，2018，178（10）：1422－1423.

Goodwin J S，Nishi S，Zhou J，et al. Use of the shared decision-making visit for lung cancer screening among medicare enrollees〔J〕. JAMA Internal Medicine，2018，178（10）：1422－1423.

Goss P E，Strasser-Weippl K，Lee-Bychkovsky B L，et al. Challen-ges to effective cancer control in China，India，and Russia〔J〕. Lancet Oncology，2014，15（5）：489－538.

中共中央，国务院. 中共中央 国务院印发《"健康中国 2030"规划纲要》〔EB/OL〕.（2016－10－25）.〔2023－02－15〕. https：//www. gov. cn/zhengce/2016－10/25/content＿5124174. htm.

莫淼，郑莹，柳光宇，等. 上海市女性乳腺癌有组织筛查和机会性筛查的成本效益分析〔J〕. 中华肿瘤杂志，2015，37（12）：944－951.

吕力琅. 基于社区的乳腺癌筛查结果与治疗费用分析 ［D］. 上海：复旦大学，2015.

Ilbawi A M，Anderson B O. Cancer in global health：how do prevention and early detection strategies relate? ［J］. Science Translational Medicine，2015，7（278）：278−278.

Smith R A，Andrews K S，Brooks D，et al. Cancer screening in the United States，2017：A review of current American Cancer Society guidelines and current issues in cancer screening ［J］. CA：A Cancer Journal for Clinicians，2017，67（3）：100−121.

吴菲，刘霄宇，赵根明，等. 癌症筛查成本效果评估的研究进展 ［J］. 中国肿瘤，2016，25（2）：81−87.

Thomas C C，Richards T B，Plescia M，et al. CDC grand rounds：the future of cancer screening ［J］. Morbidity and Mortality Weekly Report，2015，64（12）：324−328.

Shieh Y，Eklund M，Sawaya G F，et al. Population-based screening for cancer：hope and hype ［J］. Nature Reviews Clinical Oncology，2016，13（9）：550−565.

Black W C，Gareen I F，Soneji S S，et al. Cost-effectiveness of CT screening in the National Lung Screening Trial ［J］. The New England Journal of Medicine，2014，371（19）：1793−1802.

Neumann P J，Cohen J T，Weinstein M C. Updating cost-effective-ness-the curious resilience of the S50000-per-QALY threshold ［J］. The New England Journal of Medicine，2014，371（9）：796−797.

Wang W Q，Xiong Z，Liu J K. Research progress of low dose spiral CT screening for lung cancer ［J］. International Journal of Medical Radiology，2011，34（2）：146−149.

Ulam S. Tribute to John von Neumann ［J］. Bulletin of the American Mathematical Society，1958，64（3）：1−49.

Yang Tiger. ABC 时代下，智能数据的营销价值 ［J］. 中国广告，2017（5）：68−69.

尤瓦尔·赫拉利. 人类简史：从动物到上帝 ［M］. 林俊宏，译. 北京：中信出版社，2017.

尤晋泽，林岩. 大数据时代认知医疗的数据安全伦理透视——以 IBM Watson Health 为例 ［J］. 医学与哲学，2018，39（3A）：28−31.

李新旺. 教育心理学 ［M］. 北京：科学出版社，2011.

Simon H A. Cognitive science：the newest science of the artificial ［J］. Cognitive Science，1980，4（1）：33−46.

董超，毕晓君. 认知计算的发展综述 ［J］. 电子世界，2014（15）：200−201.

Gordijn B. Converging NBIC technologies for improving human performance：a critical assessment of the novelty and the prospects of the project ［J］. Journal of Law Medicine & Ethics，2006，34（4）：726−732.

吴军. 智能时代：大数据与智能革命重新定义未来 ［M］. 北京：中信出版社，2016.

孔鹿. IBM 的 Watson 如何改善中国医疗 ［N］. 第一财经日报，2016－08－31.

Uzilov A V，Ding W，Fink M Y，et al. Development and clinical application of an integrative genomic approach to personalized cancer therapy ［J］. Genome Medicine，2016，8（1）：62.

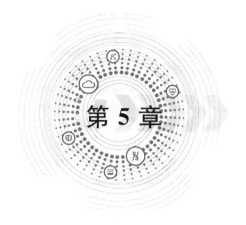

第 5 章　应对新发传染病

5.1　探讨 SARS 拐点相关因素助力新型冠状病毒感染疫情的有效防控[①]

　　21 世纪初出现的严重急性呼吸综合征（severe acute respiratory syndrome，SARS）虽在局部发生，但却是对世界以及人类的威胁和挑战。面对严峻的疫情，全球响应、积极应对，我国政府和人民全力抗击、众志成城、科学防治、群策群力，在整个防治过程中探索、创造出了应对疫情行之有效的方法、手段，迎来拐点，有力阻止了疫情的蔓延，全面控制了疫情。本节探讨 SARS 拐点相关因素，提出启示、建议，以助力新型冠状病毒感染疫情的有效防控，现初步阐述如下。

---

　　① 5.1 节内容为作者（第一作者）发表于 *Occup Med Health Aff*，2020 年 9 卷第 3 期的文章 "Effective Prevention and Control of Corona Virus Disease 2019（COVID-19）：Experiences from Inflection Point for SARS"，有删改。

5.1.1 抗击 SARS 的主要进程和措施

5.1.1.1 SARS 进程重要节点

2002 年底，我国广东河源一名患者无明显诱因出现全身不适、乏力，继之出现畏塞、发热，几天后发热加重，并出现咳嗽、咳痰。入院检查结果显示，右下肺及左上中肺肺炎，几天后该患者呼吸困难加重等。该病具有传染性，肺部病变进展快，对抗生素治疗效果欠佳等。[①] 由于该病未在当初规定的 35 种传染病之列，未予报告。随后疫情在广东省暴发并随着春运浪潮而播散。我国香港地区不久发现患者，病毒开始出现境外传播。同时，北京出现输入性 SARS 病例并蔓延。《2003 年 5 月 27 日非典型肺炎疫情通报》显示，5 月 26 日 10 时至 5 月 27 日 10 时，全国内地共报告新增非典型肺炎临床诊断病例 9 例，降至个位数。[②]

2003 年 8 月 16 日，卫生部通报，我国 31 个省、自治区、直辖市报告没有新增非典型肺炎临床诊断病例、疑似病例和死亡病例。[③]

5.1.1.2 SRAS 的主要控制措施

对于突如其来的 SARS 疫情，强有力的危机应急政策与措施主要有以下 6 项：①将 SARS 列入《中华人民共和国传染病防治法》法定传染病进行管理，全民动员，联防联控；②原国家卫生部实施疫情一日一报制，保证疫情公开透明，正视听、破谣言；③管制公共场所、交通与群体活动；④快速高效建成小汤山医院，集中收治 SARS 感染者；⑤密切接触者的仔细排查、追踪和隔离；⑥大范围和重点关口的严格消毒，建立各种消毒制度。这 6 项措施中对传染源的控制、阻断传播途径尤显重要。例如，四川首起病例信息由广东疾控中

---

① 黄文杰、徐虹、李志斌等：《广东省河源市首例严重急性呼吸综合征》，载于《中华结核和呼吸杂志》，2003 年 11 月 26 卷 11 期，第 733～764 页。

② 《2003 年 5 月 27 日非典型肺炎疫情通报》，载于中华人民共和国国家卫生健康委员会官方网站：http://www.nhc.gov.cn/wjw/zcjd/201304/10a5e2d9a11544c1acb8de715153a1b1.shtml。

③ 《卫生部通报 16 日非典疫情 我国内地已无非典病例》，载于新浪网：https://news.sina.com.cn/c/2003-08-16/1223577544s.shtml。

心提供给四川疾控中心，接到信息即刻连夜追踪、检测、隔离、收治，并对密切接触者实施排查、隔离观察，实现成功控制。实施有效的关口检查监测，不放过一个可疑的感染者，构筑起防治 SARS 的"三道防线"：严格疫情报告制度—组成严密的流行病学调查防治网—对疑似病例及时就地收治。许多有疫情的地方展开一家一户全社会调查，彻底摸清底数，真正做到无一漏查、无一漏治。在阻断传播途径方面，牢牢抓住控制传染源这个关键环节，对确诊患者、疑似患者和密切接触者做到严密、严谨、严格，不漏一人，不漏任何有用和可能有用的信息、线索。认真消毒，做到有实施制度、程序，责任到人并有检查监督。

5.1.2　拐点出现的相关因素

5.1.2.1　时间因素

　　SARS 相关疫情的发生发展以广东和北京为中心，占比约 52%。2003 年 2 月 5 至 10 日广东省每天新增病例 50 例以上，春运返工潮推助了疫情的发展。以广东为中心的波峰从第 1 例出现后 2 个月确诊病例升至 218 例，4 个月确诊病例破千。疫情随后转移到以北京为中心的华北一带，波峰期 40 天左右。4 月 19 日新增病例明显增多，4 月 29 日起达到 100 例以上，至 5 月 12 日出现拐点，后一路下降。究其原因系多因素综合作用的结果，其中最为重要的是人为干预，干预效应改变了疫情的时间轴，如图 5-1 所示。

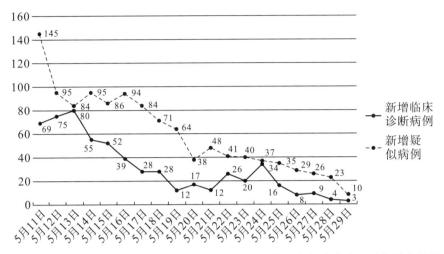

图 5－1　中国内地 SARS 疫情新增数据走势图（2003 年，数据参考自卫生部发布数据）

5.1.2.2　干预因素

人为的介入干预无疑是最重要和决定性的因素。SARS 的前期阶段就因对该病的认识欠缺、各方面准备不足、信息不畅、对医护人员保护不足、有效干预不足，使疫情迅速蔓延。以北京严峻的第 2 波峰为例，因强有力的干预，执行了严格的消毒、隔离、医护保护、重点人群管理，全社会动员等前所未有的举措，20 天左右，疫情即出现拐点。包括全国有疫情地方，上述干预措施几乎同步展开，使得疫情的控制收效良好。在 SARS 的人为干预因素中，对传播链的阻断最为关键和有效。更多行之有效的介入干预措施在 5.1.1.2 节中已有述及。需要指出的是政策方面为其重要的干预性因素。

5.1.2.3　季节和天气因素

SARS 基本符合呼吸道传染病的冬春季节流行规律。WHO 提供的全球病例时间分布图清楚地表明病例发现主要集中在 1 至 5 月，5 月中旬以后病例显著减少。气温和湿度被认为是可能影响病毒传播的因素之一。2003 年 1 至 3 月北京气温低于常年，3 月平均气温为 11℃，4 月气温升至 20.5℃，5 月气温明显上升。1—4 月有数次冷空气袭击，冠状病毒有随冷空气传播的可能。有学者将北京地区 SARS 暴发以来逐日发病人数的波动与前期多个气象因子进行相关分析，推断白天气温偏低、气温日较差小和相对湿度高的气象状况有利于 SARS 的扩散和传播。广州及周围冬天气温多在 5℃～15℃，阴雨天气为主湿冷，气温下降时形成了所谓的"冷雨天"。立春后气温回升较快，3 至 5 月平均气温分别是 17.7℃、21.9℃和 25.6℃。广州疫情高峰出现在 2 至 3 月，北京疫情高峰出现在 4 月，两地的高峰时期气温均较低；广州疫情拐点大约在 4 月中旬，北京疫情拐点大约在 5 月 10 日前后，气温均明显回升。因此疫情拐点的出现不排除与气温有关。

5.1.2.4　态度因素

除了前述几个因素，疫情的防控效果也可以说由态度决定。群体、社会皆由个体组成，个体是最基本的单位，个体的态度会直接或间接影响群体及社会，进而影响整个疫情的防控。对疫情防控，每个人秉持匹夫有责、积极主动、诚信合作、手足相助的态度是至关重要的。在感染源的控制、疑似病例的排查、密切接触者留观、环境与家庭个人的卫生等诸多关键环节，每个人都涉及其中。

态度和心理活动直接关联，在如此特定的情况下保持良好的心理状态，如持重、平和、明辨、善思等于己于人和社会都有极大的益处。同时，这里还包括每个人怎样做到坦诚、合作，不谎报、不隐瞒经历及疫情等。在疫情的前期阶段，群体及个体对疫情防控的态度莫衷一是，有着较大的差异性。而到了中后期，无论个体还是群体的态度都有了明显变化，群体如社会团体、机构、社区等全力投入，责任感大大提升，抗击力度显著增强；而个体的态度因受到认知度提高以及社会、群体的影响，表现出很好的参与及配合度，这无疑促进了疫情拐点的提早到来。

5.1.3　从 SARS 到新型冠状病毒感染疫情防控

5.1.3.1　SARS 与新型冠状病毒感染

2020 年 1 月 7 日，中国科学家从临床样本中分离出一种新型冠状病毒并公布了其基因序列，该病毒被命名为 2019 新型冠状病毒（2019-nCoV）。2020

年 2 月，国际病毒分类委员会的冠状病毒小组将新型冠状病毒命名为 SARS-CoV-2。这次的新型冠状病毒与 SARS 病毒同属于一种引起致病性肺炎的冠状病毒，其传播途径、方式和致病机理多有相似性。从疫情防控和临床资料分析，新型冠状病毒感染情况比想象的复杂、严峻。比如，病毒在人群中传播的速度更快、量更大，轻症及无症状感染者带来了防控的新难题，科学论证的病毒来源仍未明确，病毒的传播动力学、全疾病谱尚不明确，等等。

5.1.3.2　SARS 的启示

SARS 于我们来讲既是前车之鉴，又是成功案例；既有教训，又有经验。可以说 SARS 之役给了我们十分重要的启示，如：在国家的发展建设与治理方面的启示，人和自然必须和谐相处，珍爱保护环境、保护自然，真正做到科学、协调、持续发展；在国家和社会的危机管理方面的启示，公共卫生事件位置凸显，应站在宏观高度拟定战略方案，统筹全局，进一步做好公共卫生的规划建设，包括从硬件到软件、从制度到机制等，不仅是立于应对，还是立于有效应对和应对的制胜；健康问题是社会发展中十分重要的问题，围绕健康问题做好相关工作，是真正的民生工程，全社会都应关注健康、促进健康；相关的人才培养和配套、支持工作必须跟上新的需要，保障必须有力，实实在在地做好公共卫生人才队伍建设及能力建设；等等。

5.1.4　对新型冠状病毒感染防控的建议

5.1.4.1　有效的干预是重中之重

人为对疫情的干预在 SARS 拐点出现的因素中体现了其决定性作用。充分有效的干预有两个主要方面：一是社会动员、联防联控、众志成城、人人履责；二是全力以赴高效阻断传播链。在传播链的阻断上对每个环节都成立相对应的组织及人员队伍，负责制订行动计划、协调安排、检查落实，切实做到"三严"即严密、严谨、严格。尤其值得注意的是复工人流高潮来临之际的防范计划、流程及重点的落实，切不可麻痹大意，心存侥幸。

5.1.4.2　科学防治是法宝之一

充分体现科学的力量、科学的作用方能取得更加有效的防控成就。分析 SARS 病例流行病学资料可以发现，SARS 发病具有以下特征：明显季节性、人群聚集性、超级传染性、发病城市性、多因素致死性。这些表现形式与其病原体冠状病毒的生物特性有直接相关性，从这方面展开全面、分层分析，制定相应的战略战术，进一步抓紧做好基础性科研、基础与临床相互对接、前瞻性临床研究（包括对全疾病谱的认知等的设计、规划），更好地体现科学防治（包括对传播途径里的气溶胶传播和粪口传播的深入研究、探明）。弄清、阐明此事的重要性在于一方面是当下防控的需要，面对复杂的局面，防控工作的任何细节都不可忽视；另一方面要让老百姓清楚 SARS-CoV-2 的传播途径及各途径之间的关系，以利于更好地防范与疏导。

5.1.4.3　借鉴北京控制 SARS 的措施

仔细分析北京市的 SARS 疫情可以看出，其经历了输入、扩散期、上升期、高峰期、下降期和终止期五个阶段，其发病时间分布特点表现为高峰期后下降曲线陡、时间短，与我国香港、广州的发病日期分布图显著不同。这说明 SARS 转播不像常见的传染病出现流行高峰后的斜坡或反复的现象，表明北京在 SARS 流行严峻时期实施的各项措施的充分有效性，这种充分有效性可能有着可复制的价值和意义，包括对防范疫情反复进行深入研讨，总结并制定出科学的防控程序和方法。

5.1.4.4　控制好传染源这个开关

新型冠状病毒感染者是根本的传染源，控制住传染源就相当于控制了疫情的开关，这是重中之重。集中力量瞄准传染源施策施治是关键。施治上值得加大力度，对药物的临床试验开设特别通道、采用特别方法，尽早发现和应用有效药物。

5.1.4.5　防控好超级传播者

SARS 期间曾出现数位超级传播者，给疫情带来极不利的影响。超级传播者的出现可能与少数病毒株的传染力、致病力强相关。任何事物都有两面性，认真分析其产生两面性的原因，掌握并加深对病毒特性、演变规律的认识有着特殊的意义。在进一步做好相关人员防护的同时，警惕、防范新型冠状病毒超级传播者的出现有十分的必要性。

5.1.5 小结

5.1.5.1 有关证据的检索

检索 PubMed、Cochrane 图书馆、中国期刊全文数据库（CNKI）、中国生物医学文献数据库（CBM）等，我们找到相关 SARS 和 MERS 防治的 11 篇系统评价、Meta 分析，对此进行的整理表明：已有一些证据出现在 SARS 和 MERS 的预防和相关治疗上，如病原学诊断的实时 PCR 检测法、医护人员个体防护措施如个体防护设备及操作程序指南，临床治疗重点如有基础疾病的患者。但疫苗及临床用药方面的科学证据还比较缺乏。相关证据提示：对新型冠状病毒肺炎临床研究的重点可包括抗病毒药物的效果和安全性、中和病毒的血清抗体研究、降低患者的病理性免疫反应等方面。

5.1.5.2 拐点问题

在这场特殊的战役中，坚定的信心比什么都重要，无论怎样，春天一定会来到。从 SARS 的拐点相关因素看，从疫情出现到达到拐点，在北京地区不到 70 天，在广东地区约 5 个月，在全国不到 6 个月。疫情拐点的判断，具体可以从以下几个方面进行考量：整体防控的水平与方法举措，如联防联治、社会动员等；科学技术的应用；态度因素，如尽量减少人员接触和流动的合作性；等等。

5.1.5.3 我们有了法宝

如文中所述，在抗击 SARS 中我们练就、掌握了制胜的法宝，同时有了较完整的实施方法。在法律上也得到了一定的健全，已知立法作为外环境，是直接或间接影响防控的关键因素。这些都较好地运用于新型冠状病毒肺炎疫情的防控之中，显现了应有的作用。

5.2 环境卫生与监测：新常态下防控 COVID-19 的双轮效应思考①

破冰前行的路上，国内疫情也出现了一些新情况。从已有经验来看，对病毒溯源十分重要，其对下阶段的整体防控将带来重要指向。国内外的任何新动向都会带给我们整个疫情防控工作的警示和一定程度上的预报。

5.2.1　防疫特殊时期的主动思维

5.2.1.1　疫情面临的特殊时期

这里所谓防疫特殊时期是指传染病流行期间在未能获得疫苗和特定治疗药物情况下的时期。在 2020 年 5 月以来的 COVID-19 全球大流行和国内新常态下的疫情防控，特定治疗药物和疫苗研发显得尤为重要。

5.2.1.2　主动思维中寻求武器

面对疫情，我们必须未雨绸缪，善作善为。相关的防范工作实际上是在与时间赛跑，十分有必要做到积极谋划，主动思维、主动作为。在缺少疫苗和特定治疗药物的时期，最好的武器即科学有效的防范，展开积极的创新性探索；依据疫情的演变，在科学防范的基础上创新防范方法、模式，丰富、健全科学防控理论，更好地构建科学防控体系。珍惜、把握好当下宝贵而有利的时机是十分紧要的。

已梳理出并展开的重要工作有：进一步强化公共卫生及相关医疗机构建

---

① 5.2 节内容为作者发表于新华社客户端四川频道的文章"环境卫生与监测：新常态下防控 COVID-19 的双轮效应思考"，该文章亦发表于《预防医学情报杂志》2020 年 36 卷第 11 期 1400～1403 页，有删改。

设，健全完善公共卫生应急体系建设，固化完善对 COVID-19 防控行之有效的各项法规、制度，等等。除此之外，十分有必要将环境卫生治理与监测这两项工作视为防范工作创新性思维与主动作为的具体抓手，并坚决落到实处。

5.2.2 环境卫生治理

5.2.2.1 病毒的环境适应性

环境与生物体的生存密切相关，病毒这类有生命特征的能够自我复制繁衍、在细胞内寄生的非细胞生物也不例外。病毒离开宿主细胞，它只是一个大化学分子，没有活力。病毒未被灭活前遇到宿主，它会通过吸附、进入、复制、装配、释放子代病毒而呈现明显的生物活性体征。环境卫生治理便是在病毒遇到宿主前就将其灭活或阻止它遇到宿主。在此，我们必须关注、研究新型冠状病毒的环境适应性问题。2020 年 3 月 10 日，美国国家过敏和传染病研究所（NIAID）病毒学家 Vincent Munster 团队在 medRxiv 上传了一篇题为 "Aerosol and surface stability of HCoV-19（SARS-CoV-2）compared to SARS-CoV-1" 的研究论文，研究分析了 SARS-CoV-2 和 SARS-CoV 在物体表面和气溶胶中的稳定性。SARS-CoV-2 在气溶胶化后 3 小时，在铜上最多 4 小时，纸板上最多 24 小时，塑料和不锈钢最多 2～3 天，可以检测到活病毒。结果表明，SARS-CoV-2 确实存在气溶胶和其他途径传播，因为病毒在气溶胶中可以存活数小时，在表面可以存活数天。2020 年 4 月 27 日武汉大学蓝柯团队等在 Nature 上发表的题为 "Aerodynamic analysis of SARS-CoV-2 in two Wuhan hospitals" 的论文指出，仔细保持卫生清洁、保持良好的通风、避免聚集可以降低空气传播病毒暴露的风险，其支持通过彻底消杀潜在的含病毒气溶胶热点区域、保持医院通风良好、避免聚集以降低感染风险的做法。[①] 可认为新型冠状病毒在环境适应方面存在薄弱之处。环境适应与否是决定一种病毒存活、繁衍及传播程度的十分重要的因素。在环境适应因素中还有一个病毒对宿主环境

---

① 《Nature｜武汉大学蓝柯团队在气溶胶中检测到新冠病毒核酸》，来自中国疾病预防控制中心：https://www.chinacdc.cn/gwxx/202004/t20200429_216478.html。

的适应性问题，也值得关注。

5.2.2.2　病毒繁衍中的窗口

病毒的繁衍即为病毒在宿主细胞内不断复制的过程。繁衍是病毒存活的主要功能和目的。病毒要维持生存繁衍十分重要的一点便是在宿主间的转换传代，即从宿主 1 到宿主 2（下一代宿主），再到宿主 3（再下一代宿主）及宿主 N。固然病毒可以停留在宿主体内并视宿主的免疫力等情况而消长，但这种情形是不利于病毒繁衍的。已知能够成功地感染更多新宿主的病原体能不断在宿主间传代，更容易在进化竞争中胜出，并且成功繁殖扩散下去。这里所说宿主间的转换传代与病毒自身的复制传代属不同的概念。宿主间的传代必须满足一个条件，即从现宿主到下代宿主之间的传接，此时病毒必须要离开原宿主并通过环境进入下一代宿主，换句话说，它要适应这个中间环境，否则可能失活或被灭活。不难理解，在新型冠状病毒的传播途径里，它必须离开原宿主，通过环境（无论时间长短）再到下一代宿主。这样一个必然的过程适用于任何动力学特征的病毒。固然这不包括病毒经过血液、体液直接传播或母婴传播的情形。然而就新型冠状病毒而言，至今尚未发现有上述直接传播的证据。这样的宿主间传代的繁衍类型是由病毒的生物学结构、生物学特性所决定的。我们可以从中得到一个重要发现——新型冠状病毒离开宿主进入外部环境后的过程是我们阻断繁衍十分重要的窗口。由此，环境便成为防范 COVID-19 的一个关键性节点。

5.2.2.3　病毒的传播与繁衍

已知传染病的流行是由病毒（病原体）、暴露于病毒的宿主和传播途径这三个互相联系的基本条件所决定。流行病学总结出了传染性疾病传播的三个重要环节：一个是传染源，传染源可以是人、动物，也可以是污染物。确诊病例无疑是重要的传染源，但在大多数传染病中，显性感染者只占受感染者的一部分，而隐性感染者或病毒携带者在一些传染病中会成为重要的传染源。这是我们应该重视 COVID-19 无症状感染者的原因，无症状感染者的传染性值得关注。二是传播途径，传播途径是指病原体离开传染源后，到达另一个易感者的途径或方式。接触传播和通过空气、飞沫传播是呼吸道疾病的主要传播途径。

三是易感人群，即人体对某种传染病免疫力低下或缺乏，不能抵御某种病原体的入侵而染病。易感人群占总体人群的比例越高，传染越易于发生和传播，该病流行的可能性越大。现在的 COVID-19 全球大流行可能就与人群普遍易感、新型冠状病毒的传播方式、病毒基本再生数（R0 值）、防控干预状况等相关。对新型冠状病毒的 R0 值至今有不同的报道。R0 值虽是衡量一种传染病传播能力的重要指标，除了需综合传染速率、代际间隔等要素考量，尚需综合评价动态、辩证等。在病毒的繁衍过程中可视其有一条繁衍链，该繁衍链与传染链有着相近和相关性，但仍有不同之处。繁衍强调关注病毒的生存、繁殖，而传染或传播重视病毒所带来的疾病扩散或被控制情况。所谓繁衍链是维系病毒生存繁殖的基本条件所形成的闭环，它包括病毒、宿主和环境等因素，其中以宿主与环境为影响繁衍的重要因素。

5.2.2.4　环境卫生治理：疫情防控的新认知

关于环境卫生治理在防范疫情上的重要性和必要性，能很好说明问题的是北京新发地市场 2020 年 6 月 11 日暴发的疫情，其被认为与环境密切相关。虽然海鲜等食物不会感染病毒，但极有可能存在被新型冠状病毒污染的情况。无论是先有被病毒污染的物，还是先有感染者进入而污染了物或传染人，新发地市场这个环境变成了被病毒污染的环境，进而变成了一个"传染源"。根治该环境的污染成为当时防控工作十分重要的环节。理论上从前面所述的病毒繁衍过程中已发现环境在病毒繁衍及传播过程中的重要作用，使得我们有了新的认知。可以说环境卫生治理是当下疫情特殊时期不可替代的利器。

5.2.2.5　环境卫生治理中的主动作为

当下的防范工作在环境卫生治理上应充分发挥各方面的积极性、创造性，努力做到以下诸点：

（1）加大力度展开对新型冠状病毒中间宿主的查勘、鉴别和相关研究。此为主要决定 COVID-19 的源头控制和环境的根治性问题。相关工作方面，积极展开区域与国际合作研究是很有必要的。

（2）认真开展对可能涉及病毒的环境的卫生治理，包括消杀、改善通风、消除和制造不利病毒生存繁衍的环境状态等。由于病毒不会在外界环境中自我复制和增殖，环境和物品中污染的病毒不会有数量上的增加，经消杀、灭活后就不会再具传染性。客观上讲，环境就是病毒繁衍的薄弱处。因此，我们主动作为的有效手段便是列出清单，对可能适合病毒生存的环境、物件及生鲜等进行定期/不定期的检测或实行抽查检测，并依据病毒的环境适应弱点进行相应的清消和整治。对重点场所、高风险点等实行定期清消（重点场所、高风险点也应列出清单）。对此形成制度、流程，并实施有效的监督管理。

（3）改变我们的行为习惯，尽可能避免遭受病毒的传染，包括勤洗手、正确佩戴口罩、对工作生活场所进行定期清洁及通风、做好对聚会场所的管理、保持社交距离、进行适当的运动锻炼等。另外，关注个人卫生、整治环境卫生、保护生态环境也是今天改变人们行为习惯所应该做到的。

5.2.3　监测

5.2.3.1　监测的特殊作用

监测在新常态下对 COVID-19 的防范起着特别的作用，是疫情早发现、早诊断、早追踪隔离和早治疗控制的有效手段。第一时间发现疫情将为整体防控赢得主动和决定权；而主动监测中的早期发现则可将疫情控制在最小范围，并带来预防性的效果。如同我们日常的健康体检一样，主动体检会更早期发现疾病，更有利于预防和治疗。失去有效监测的防范工作将事倍功半。

5.2.3.2　监测的重点

监测的重点：一是重点人群，包括有发热、呼吸道症状的人群，确诊病例的密切接触者，医疗及养老机构人员等；二是人员密集地、密闭或半密闭空间；三是海关、边境口岸等涉外窗口、场所的进入人员、物资等。

5.2.3.3　健全、更新监测机制

（1）尽快建立健全区域性联网监测系统，力争做到顶层、完整的规划，全覆盖、不留死角。实施上推行网报制度、责任人制度，制定、完善和落实相关的应急响应、首诊追踪、联防联动工作机制和程序。对有条件的地方积极构建

云监测和大数据分析管理体系。

（2）建立专门的疫情监测组织机构。直接领导、指挥和协调对人、物、场所等的全面监测工作。实行分工协作、分工负责、责权相配。组织相应的监测管理队伍，开展紧急培训和延伸培训。

（3）监测与检测密切结合。建立和实施必检清单制、抽检清单制，包括对危险/重点人群、场所、环境（含局部空气、污水等）和物件（含冰冻生鲜、入关食品等）进行定期/不定期核酸检测，起到积极、主动摸排的作用。

（4）监测方法包括病原学检测、现场流行病学调查、临床症状与无症状排查、检验检测（核酸、抗原、抗体等）、现场管理监测、痕迹检验检测等。应根据具体情况和需要，有目的、有计划地选择性开展。

5.2.4　小结

环境是病毒繁衍传播的通道和窗口，主动、合理、有效地实施环境卫生治理是疫情防范十分重要的武器。创新科学的监测方法和机制，构建系统化的新发传染病监测体系，实施好主动监测，是做好整体防控的最基本的工作。要主动思考，切实、全力做好新发传染病的防控，努力做到居安思危、防微杜渐、前瞻布局、科学设防，更加科学、有效地应用监测与环境治理相结合的手段防患于未然。

5.3　循证决策：实现与时俱进的"疫情治理"[①]

2022年1月，《柳叶刀》在线发表"COVID-19 will continue but the end of the pandemic is near"，华盛顿大学健康指标与评估研究所 Chris Murray 认为，未来 COVID-19 将继续存在，但不再是大流行的状态，这种传染病将更加可控。2021年9月开始，丹麦、英国等欧洲多国，先后宣布取消防疫措施，同

---

① 5.4 节参考自作者发表于新华社客户端四川频道的文章"疫情新局下的循证决策思考"，有删改。

时宣布疫情结束或不再将 COVID-19 归类为具有社会危害性的传染性疾病。美国、加拿大等国也陆续宣布取消部分疫情限制措施。但是，上述有些国家的疫情数据显示仍为蔓延状态。对此，WHO 有关负责人认为：新型冠状病毒肺炎疫情大流行的未来演变仍存在很多不确定性，世卫组织正在考虑各种可能出现的情况，各国在取消防疫限制措施方面，应该根据本国情况，按照自己的节奏来规划路径，可以借鉴别国经验和做法，但不能盲目跟随。

5.3.1　关于循证决策

循证决策（evidence-based decision，EBD）源于循证医学（evidence-based medicine，EBM），是近年来在政府决策中兴起的一种决策方法，目的是使政府的政策更具理性、科学性，使决策建立在经过严格检验而确立的客观证据之上，进而提高政府的决策质量，确保政策实施产生最佳结果。实际上循证决策还是现代企业标准化质量管理（ISO9001）中的一个关键要素，发挥着重要作用。而在循证医学的发生发展过程中实现了这样的演变：循证医疗实践—循证临床决策—循证公共卫生管理—循证科学。决策建立在各种来源的最佳可用证据的基础上，用以证据为基础的方法制定公共政策可以说已成为当今社会治理的较一致的共识。就证据而言，有科学实验研究设计、评估，收集到的一手、二手定量数据信息及数据分析，政策、项目的评价评估，社会访谈及基于问卷的社会调查，等等。在循证医学里明确有五级或九级证据，均以随机对照试验和系统评价为最高证据级别。

5.3.2　疫情防控中的循证决策建议

应对 COVID-19 全球大流行的问题属于公共卫生领域，鉴于疫情带来的危害和影响，在政策措施制定及调整上既要依据公共卫生政策制定原则，同时须考虑到它的特殊性。基于循证决策和当前国内外疫情状态，应关注、落实好以下几个方面。

5.3.2.1　人民至上、生命至上

人民至上、生命至上是疫情防控策略的终点考量指标。循证医学、循证决策的优势即是不以中间的一些好转、缓解指标为目标，而是把事关人的生存和生命质量等为最重要的终点指标作为决策目标。实际上，着手开展对此前疫情防控策略的较全面评价应是一项有现实价值的工作。

5.3.2.2　将循证决策作为疫情防控策略的基本原则

决策建立在最佳可用证据的基础上，循证医学使用的证据推崇最新最好的证据，同时注重对各个层级证据的评价，高质量的证据将会得到优先应用。

5.3.2.3　规范疫苗接种以及个人的日常防护

将我国使用的疫苗临床试验的循证医学数据与应用后的真实世界研究数据结合起来分析，不难得出疫苗接种的肯定性结论。疫苗的有效性较充分地体现在它的预防保护和重症、死亡保护两方面。在实施疫苗接种的同时，也要做好个人日常卫生防护措施。

5.3.2.4　加速有效治疗性药物的研发、生产和储备

坚持人民至上、生命至上的崇高理念，坚持科学抗疫，我们在抗疫中形成了一套富有现代科技、创新理论、体制优势及人文精神等内涵的中国经验。凭着中国经验的一次次成功实践，我国社会经济稳定发展得到保障。过去三年抗疫路上的中国经验随着时空的变迁，也必然发生适应性的变化，呼应与时俱进的疫情治理。这样的与时俱进正是我国当代治理能力和治理内在本质的充分体现。从《新型冠状病毒肺炎防控方案》第一版到第九版，可见随时空变迁而产生的显著变化；还有流行病的调查、监测及追踪与大数据、5G 和运用模型的结合，这些都发生了巨大的变革。

5.3.3　循证决策是疫情防控的强有力支持

循证决策可以说是与时俱进疫情治理之道的根本性支撑，试想没有良好证

据作后盾的决策势必陷入盲目、随意或被表象等蒙蔽。源于循证医学的循证决策始终本着基于最好最新的证据进行决策，并遵循与时俱进的原则。就证据而言，分为不同的级别和不同的质量，级别由高到低，高级别证据具有优先性。循证医学里的高级证据为系统评价（SR）、Meta-分析（Meta-analysis）或高质量的多中心（大宗）的双盲随机对照试验（double-blind randomized controlled trial）。虽然广义的循证决策里的证据更宽泛、层级更多，但追求高级别证据仍为一致的原则。针对 COVID-19 的防控政策和举措属于公共卫生领域，鉴于疫情带来的全球大流行的危害和影响，它的决策超出了一般的公共卫生领域而具有特殊性。故而在决策及调整上既要依据循证公共卫生的原则，同时也必须考虑到它具有的全局性等。

5.3.4　疫情治理的与时俱进

疫情治理的与时俱进和循证决策有着直接的相关性，这种相关性表现在多层级证据的适当、适时的应用上。如最新调整的第九版《新型冠状病毒肺炎防控方案》对多渠道监测预警、全员核酸检测的条件、有关隔离观察时限等做了新的规定。

（1）关于新型冠状病毒抗原检测的使用。第九版《新型冠状病毒肺炎防控方案》提出作为核酸检测的补充，当核酸检测压力大时，可适当增加抗原检测点；同时抗原的自检可适时推出涵盖从购买、使用、上联到报告、复检的通道和机制，以较好地发挥抗原检测的补充作用。

（2）各种防控措施尽可能做到有制度作保证，落实好相关流程和规定。实现有效的疫情治理和科学防控依赖完好的制度、流程保障及软硬件配套。此外，对于制度的保障落实还须建立一个有效的监督机制，并保证该机制的良好运转。

（3）高度重视创证用证工作。从国家到省市相关平台都宜设立专门的规划部门，做到前瞻布局，合理调动、安排资源，根据疫情、病毒的演变适时展开科研、创证和分析整合证据等工作。

（4）做到正确评价与鉴别。新时代的循证医学除了创证用证，还十分重视评价工作，包括对证据的评价、干预措施及结局的评价等。前者涉及证据的级别、质量及使用推荐意见，同时也包括对指南、政策实施的评价等；后者则有干预的事前、事中和事后评价，短期、中期和长期效果评价，成本—效果、成本—效益和成本—效用评价等。个别经验、试验或案例不能代表较高级别的证据，干预的短期情况及结局也不能说明全部问题，因此我们需要建立更为全面的认识和清醒的认知，有了更正确的评价就会有更正确的鉴别。

（5）疫苗接种工作须进一步推进。疫苗接种可以减少新型冠状病毒感染和发病，是降低重症和死亡发生率的有效手段。有条件者进行序贯加强免疫接种。同时，根据疫苗研发进展和临床试验结果，进一步完善疫苗接种策略。

参考文献

肖正伦，陈思蓓，何惠群，等. 传染性非典型肺炎——附首例报告 [J]. 新医学，2003，34（6）：10—12.

冯长根. 关于SARS的发展与学术动态（2003年1月—4月19日）[J]. 科技导报，2003（6）：60—61.

Chan-Yeung M，Yu W C. Outbreak of severe acute respiratory syndrome in Hong Kong Special Administrative Region：case report [J]. BMJ，2003，326：850—852.

Twu S J，Chen T J，Chen C T，et al. Control measures for severe acute respiratory syndrome (SARS) in Taiwan [J]. Emerging Infectious Disease，2003，9 (6)：718—720.

黄剑辉，张威威，陈立泉，等. 东城区传染性非典型肺炎密切接触者发病情况分析 [J]. 疾病监测，2003，18 (10)：371—373.

宋争放，刘刚，吴海燕，等. 四川省严重急性呼吸综合征（SARS）传染链阻断措施研究 [J]. 中国循证医学杂志，2003，3 (2)：144—149.

Neuzil K M，Hohlbein C，Zhu Y. Illness among schoolchildren during influenza season [J]. Archives of Pediatrics and Adolescent Medicine，2002，156 (10)：986.

WHO. Consensus document on the epidemiology of severe acute respiratory syndrome (SARS) [R]. Geneva：WHO，2003.

张艳玲，寿绍文，张鹏，等. SARS流行时期天气气候特征分析 [J]. 气象，2004，30 (2)：46—49.

叶殿秀，杨贤为，张强. 北京地区SARS与气象条件关系分析 [J]. 气象，2003，29 (10)：42—45.

Wang C，Horby P W，Haydon F G，et al. A novel coronavirus outbreak of global health concern [J]. Lancet，2020，S0140—6736 (20)：30185—30189.

Michelle L，Holshue M P H，Chas DeBolt M P H，et al．First Case of 2019 Novel Coronavirus in the United States［J］．The New England Journal of Medicine，2020．

Riley S，Fraser C，Donnelly C A，et al．Transmission dynamics of the etiological agent of SARS in HongKong：inpact of public health interventions．Science，2003，300（5627）：1961－1966．

Donnelly C A，Ghani A C，Leung G M，et al．Epidemiological determinants of spread of causal agent of severe acute respiratory syndrome in Hong Kong［J］．Lancet，2003，361（9371）：1761－1766．

Dye C，Gay N．Model ing the SARS Epidemic［J］．Science，2003，300（5627）：1884－1885．

梁万年，米杰．北京市 SARS 流行病学分析［J］．中华流行病学杂志，2003，24（12）：1096－1099．

Gully P R．National response to SARS：Canada．Presentation to WHO global conference on severe acute respiratory syndrome（SARS）［J］．Geneva，2003，58：686－689．

王鸣，杜琳，周端华，等．广州市传染性非典型肺炎流行病学及预防控制效果的初步研究［J］．中华流行病学杂志，2003，24（5）：353－357．

王撷秀，冯洪友，刘东，等．天津市传染性非典型肺炎流行特点及主要控制措施效果评价［J］．中华流行病学杂志，2003，24（7）：565－569．

李忠，王显军，王玫，等．不同人群血清 SARS 病毒抗体及Ⅳ型胶原检测结果分析［J］．山东医药，2003，43（22）：5．

COVID-19 Dashboard by the Center for Systems Science and Engineering（CSSE）at Johns Hopkins University［EB/OL］．（2020－08－03）［2023－02－20］．https：//coronavirus．jhu．edu/map．html．

Feng cai Zhu，Xu hua Guan，Yu hua Li，et al．Immunogenicity and safety of a recombinant adenovirus type-5-vectored COVID-19 vaccine in healthy adults aged 18 years or older：a randomised，double-blind，placebo controlled，phase 2 trial［J］．The Lancet，2020，396（10249）：479－488．

John H Beigel，Kay M Tomashek，Lori E Dodd，et al．Remdesivir for the treatment of Covid-19—Preliminary report［J］．The New England Journal of Medicine，2020，383（19）：1813－1826．

Pauline Maisonnasse，Jeremie Guedj，Vanessa Contrras，et al．Hydroxychloroquine use against SARS-CoV-2 infection in non-human primates［J］．JAMA Intern Med，2021，81（2）：192－202．

The RECOVERY Collaborative Group．Dexamethasone in hospitalized patients with Covid-19—Preliminary report［J］．The New-England Medical Review and Journal，2021，384（21）：

693—704.

Hu K，Guan W J，Bi Y，et al. Efficacy and Safety of Lianhuaqingwen Capsules，a repurposed Chinese Herb，in Patients with Coronavirus disease 2019：a multicenter，prospective，randomized controlled trial [J]. Phytomedicine，2021，93：153775.

李俊杰，李亚玲，刘永琦，等. M1/M2 型肺泡巨噬细胞亚群在新型冠状病毒肺炎中的作用及中医药调控机制研究进展 [J]. 中国实验方剂学杂志，2020，19（7）：99—107.

曾予，赵敏. 中医药抗击新冠肺炎疫情的纵深实践及制度构建 [J]. 时珍国医国药，2020（4）：951—954.

Reza D，Mohammad A Z. Stability of SARS-CoV-2 in different environmental conditions [J]. The Lancet Microbe，2020，1（4）：e145.

Neeltje van D，Trenton B，Dylan H M，et al. Aerosol and surface stability of HCoV-19 （SARS-CoV-2）compared to SARS-CoV-1 [J]. medRxiv：the Preprint Server for Health Sciences，2020. DOI：10.1101/2020.03.09.20033217.

陈奕，王爱红，易波，等. 宁波市新型冠状病毒肺炎密切接触者感染流行病学特征分析 [J]. 中华流行病学杂志，2020，41（5）：668—672.

吴尊友. 新型冠状病毒肺炎无症状感染者在疫情传播中的作用与防控策略 [J]. 中华流行病学杂志，2020，41（6）：801—805.

李立明，梁晓峰，姜庆五，等. 新型冠状病毒肺炎流行病学特征的最新认识 [J]. 中华流行病学杂志，2020，41（2）：139—144.

Yang Y，Qing L，Ming L，et al. Epidemiological and clinical features of the 2019 novel coronavirus outbreak in China [J]. medRxiv and bioRxiv preprint，2020. DOI：10.1101/2020.02.10.20021675.

Sanchel S，Lin Y T，Xu C，et al. High contagiousness and rapid spread of severe acute respiratory syndrome coronavirus 2 [J]. Emerging Infectious Diseases，2020，26（7）：1470—1477.

尤瓦尔·赫拉利. 人类简史 [M]. 林俊宏，译. 北京：中信出版社，2017.

The Cell Editorial Team. Live in their world [J] Cell，2018，172（6）：1137—1138.

Scudellari M. How the coronavirus infects cells and why Delta is so dangerous [J]. Nature，2021，595：640—644.

B Li，A Deng，K Li，et al. Viral infection and Transmission in a large well-traced outbreak caused by the Delta SARS-CoV-2 variant [J]. medRxiv，2021. DOI：10.1101/2021.07.07.21260122.

Gordon D E，Jang G M，Bouhaddou M，et al. A SARS-CoV-2 protein interaction map reveals targets for drug repurposing [J]. Nature，2020，583：459－468.

Liang M M，Gao L，Cheng C，et al. Efficacy of face mask in preventing respiratory virus transmission：a systematic review and meta-analysis [J]. Travel Medicine and Infectious Disease，2020，36：101751.

Matthews R，Young A. Medical masks vs N95 respirators for preventing COVID-19 in healthcare workers：a systematic review and meta-analysis of randomized trials [J]. The Journal of Emergency Medicine，2020，59 (1)：165－166.

Chu D K，Akl E A，Duda S，et al. Physical distancing，face masks，and eye protection to prevent person-to-person transmission of SARS-CoV-2 and COVID-19：a systematic review and meta-analysis [J]. The Lancet，2020，395 (10242)：1973－1987.

Aggarwal N，Dwarakanathan V，Ray A，et al. Face masks for prevention of viral respiratory infections in community settings：a systematic review and meta-analysis [J]. Indian Journal of Public Health，2020 (64)：192－200.

Li X N，Huang Y，Wang W，et al. Efficacy of inactivated SARS-CoV-2 vaccines against the Delta variant infection in Guangzhou：a test-negative case control real- world study [J]. Emerging Microbes Infect. Published online，2021. DOI：10. 1080/22221751. 2021. 1969291.

邓凯丽，舒磊，魏静，等. 新型冠状病毒疫苗的研究进展 [J]. 国际呼吸杂志，2021，41 (8)：566－571.

Ortega N，Ribes M，Vidal M，et al. Seven-month kinetics of SARS-CoV-2 antibodies and protective role of pre-existing antibodies to seasonal human coronaviruses on COVID-19 [J]. Nature Communications，2021，12：4740.

孙德顺，段莉，王大平，等. 新型冠状病毒肺炎感染的数学建模与控制策略 [J]. 中华疾病控制杂志，2020，24 (5)：523－528.

洪彬，陈锦秀，王连生，等. 基于 SEIR-LSTM 混合模型的新型冠状病毒肺炎传播趋势分析与预测 [J]. 厦门大学学报（自然科学版），2020，59 (6)：1034－1040.

Lobato F S，Libotte G B，Platt G M. Mathematical modelling of the second wave of COVID-19 infections using deterministic and stochastic SIDR models [J]. Nonlinear Dynamics，2021：1－15.

Kucharski A J，Russell T W，Diamond C，et al. Early dynamics of transmission and control of COVID-19：a mathematical modelling study [J]. The Lancet Infectious Diseases，2020，20 (5)：553－558.

Yan B，Tang X，Liu B，et al. An Improved method for the fitting and prediction of the number of COVID-19 confirmed cases based on LSTM［J］. Computers，Materials and Continua，2020，64（3）：1473－1490.

Luo J，Zhang Z，Fu Y ，et al. Time series prediction of COVID-19 transmission in America using LSTM and XGBoost algorithms［J］. Results in Physics，2021（3）：104462.

Lei J，Li M，Wang X. Predicting the development trend of the second wave of COVID-19 in five European countries［J］. Journal of Medical Virology，2021，6：5896－5907.

Kanga S，Meraj G，Farooq M，et al. Reporting the Management of COVID-19 Threat in India Using Remote Sensing and GIS-Based Approach［J］. Geocarto International，2020：1－6.

Cecilia A M，Ranjit S，Rabaan A A，et al. Changes in the spatial distribution of COVID-19 incidence in Italy using GIS-based maps［J］. Annals of Clinical Microbiology and Antimicrobials，2020，19（1）：30.

应申，徐雅洁，窦小影，等. 地理位置关联的 COVID-19 传播时空分析［J］. 武汉大学学报（信息科学版），2020，45（6）：798－807.

刘张，千家乐，杜云艳，等. 基于多源时空大数据的区际迁徙人群多层次空间分布估算模型——以 COVID-19 疫情期间自武汉迁出人群为例［J］. 地球信息科学学报，2020，22（2）：5－18.

冯明翔，方志祥，路雄博，等. 交通分析区尺度上的 COVID-19 时空扩散推估方法：以武汉市为例［J］. 武汉大学学报（信息科学版），2020，45（5）：651－657，681.

Chris Murray. COVID-19 will continue but the end of the pandemic is near［J］. The Lancet，2022. DOI：http//doi. org/10. 1016/S0140－6736（22）00100－3.

李幼平，李静，孙鑫，等. 循证医学在中国的起源与发展：献给中国循证医学 20 周年［J］. 中国循证医学杂志，2016（1）：2－6.

杜宝贵，张慧芳. 从"医学"到"公共管理学"——循证决策范式的扩散［J］. 广州大学学报（社会科学版），2019，18（1）：56－63.

Gordon Guyatt，Maureen O Meade，Drummond Rennie，等. 循证临床实践手册［M］. 3 版. 刘晓清，吴东，费宇通，译. 北京：中国协和医科大学出版社，2019.

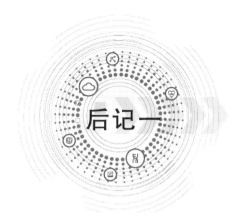

后记一

　　将哲学贯通于我们的事业、生活，贯通于全生命历程，这并不是一种奢求或祈望，而是每个人都可以做到的事情。因为，哲学经历漫长的赓续发展已经走进我们的生活。今天，只要你思考便可能带有哲学的性质，只要你试图找到一件事、一个现象等的规律，就能在某种程度上使用哲学。对我们来说，区别可能在于"有意识用"哲学和"用好"哲学。

　　本书有关阐释表明：哲学与医学具有亲缘关系，哲学与医学、健康直接相关联，用哲学思维去思考我们相关的医学与健康问题，一定会带给我们乃至人类更大的益处。固然，这里面的哲学及哲学思维处于指导地位。

　　哲学和思考、梦想相关联，和理想相关联。

　　苏格拉底说：世上最快乐的事，莫过于为理想而奋斗。

　　西塞罗说：我对于事业的抱负和理想是以真开始，善为历程，美为最终目标的。

　　真心希望在实现抱负、理想的道路上，每个人都拥有健康，拥有快乐。

　　谨以此书呈献给予以我鼎力支持的夫人李伟成。感谢她为我的思考和写作营造的舒适条件和氛围，以及为此所付出的一切努力！

作　者

2023 年 6 月 17 日于成都

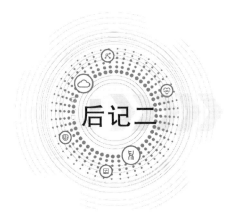

后记二

就在本书完稿翌日，关于"思考"的问题仍萦绕于怀，凑巧收到一封来自 The Lancet Group 的邮件，该邮件并非退、修稿之事，而是期望、鼓励作者踊跃地参与其相关学术交流活动，如所辖杂志期刊的投稿、研讨会等（邮件附后）。邮件明确表达了希望我和团队能和工作组就相关研究以及对有关问题的思考展开交流合作，在 *Lancet* 杂志等平台展现，并分享到全球范围的更大人群。受此影响，作者决定将于近期合作完成的关于建立全球新发传染病监测预警平台的研究文章发送到 *The Lancet Public Health*。固然，文章是否被接收是后话，并不十分重要。但依作者看来，在今天这样一个数据化的时代，思想和实践应尽力做到有机结合，达到"知行合一"，不虚于"做"。如此持之以恒，我们的思想就有机会受益于这个时代而得到传播，实现更好的分享和交流，同时得以不断提升。这，才是该邮件令我真正感触之处。如若我们做不到乐于思考、善于思考，就很难说能实现什么成就、价值。

健康与医学问题在较大程度上关乎我们每一个人。对于医学问题可能因不是医务或健康从业人员，并无多少兴趣，其实这样的想法或状态是不可取的。作者于 10 年前在马德里参加 Cochrane 国际协作网年会（Cochrane Colloquium）发现，参会者中有 20％以上为社会工作者、患者或家属。当时对这一现象感觉有些诧异，后来意识到这是社会、民众对健康问题关注度较高的一种表现。若健康与生产力相关联，与人类文明进步相关联，那么我们就没有理由不去关注和思考健康与医学问题。过去的三年疫情带给我们最重要的东西是什么呢？作者认为答案是：思与行。

附：The Lancet Group 于 2023 年 7 月 15 日发给作者的邮件

Global reach, high impact

Dear Zhengfang,

The Lancet journals are both a destination for publication and a platform to advance the global impact of research. The Lancet Group cares that your work is highly visible to a global network of researchers, clinicians, industry professionals, policy makers, media outlets, patients, and the wider public. We work with you and your affiliated institutions to maximise the impact of your research on the world.

- Lancet journals have extensive global reach with more than 36·8 million annual visits and 98·8 million downloaded articles across TheLancet.com and ScienceDirect.
- **Lancet Alerts**, including our electronic Table of Contents, have over 3·6 million subscribers.
- Lancet journals have nearly 2·4 million followers on **Twitter, Facebook, LinkedIn, Instagram, WeChat, Weibo**, and **YouTube**.
- With over 275 000 annual mentions in news articles, research published in Lancet journals receives regular coverage in influential media such as the Associated Press, BBC, CNN, *Financial Times*, *The Guardian*, *The New York Times*, NPR, and *The Washington Post*.
- **Lancet podcasts** receive over 85 000 listens each month.
- **Lancet Webinars** have been viewed more than 5000 times by audiences in 170 countries.

Our journals are internationally trusted sources of clinical, public health, and global health knowledge. We recognise that Journal Impact Factors and CiteScores are only two measures of a journal's performance and encourage you to explore additional **journal impact metrics**, which provide a means to further assess our journals.

Yours sincerely,

The Lancet Group

作者

2023 年 7 月 16 日于成都